U0284335

看得见

别让眼底疾病夺走你的光明

主编　张新媛　王敏

人民卫生出版社

·北京·

图书在版编目（CIP）数据

看得见：别让眼底疾病夺走你的光明 / 张新媛，王

敏主编 . —北京：人民卫生出版社，2022.11

ISBN 978-7-117-32992-7

I.①看… Ⅱ.①张… ②王… Ⅲ.①眼底疾病 - 诊

疗　Ⅳ.①R773.4

中国版本图书馆 CIP 数据核字（2022）第 049681 号

看得见：别让眼底疾病夺走你的光明

Kan de Jian: Bierang Yandi Jibing Duozou Ni de Guangming

主　　编	张新媛　王　敏
出版发行	人民卫生出版社（中继线 010-59780011）
地　　址	北京市朝阳区潘家园南里 19 号
邮　　编	100021
印　　刷	北京顶佳世纪印刷有限公司
经　　销	新华书店
开　　本	889×1194　1/32　印张:11
字　　数	217 千字
版　　次	2022 年 11 月第 1 版
印　　次	2022 年 11 月第 1 次印刷
标准书号	ISBN 978-7-117-32992-7
定　　价	80.00 元

E － mail　pmph @ pmph.com

购书热线　010-59787592　010-59787584　010-65264830

打击盗版举报电话　010-59787491　　E-mail　WQ @ pmph.com

质量问题联系电话　010-59787234　　E-mail　zhiliang @ pmph.com

数字融合服务电话　4001118166　　E-mail　zengzhi @ pmph.com

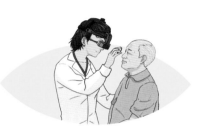

主　编　　张新媛　王　敏

副主编　　刘　堃　陈长征　陈芝清　黄厚斌　曲进锋

主　审　　许　迅　上海市第一人民医院

编　委　　（以姓氏笔画为序）

　　　　　　王　敏　复旦大学附属眼耳鼻喉科医院

　　　　　　王凯悦　首都医科大学附属北京同仁医院

　　　　　　王麒雲　首都医科大学附属北京同仁医院

　　　　　　曲进锋　北京大学人民医院

　　　　　　刘　堃　上海市第一人民医院

　　　　　　邱冰洁　首都医科大学附属北京同仁医院

　　　　　　张新媛　首都医科大学附属北京同仁医院

　　　　　　陈长征　武汉大学人民医院

　　　　　　陈芝清　浙江大学医学院附属第二医院

　　　　　　陈晓思　首都医科大学附属北京同仁医院

　　　　　　林　潇　首都医科大学附属北京同仁医院

　　　　　　聂　瑶　首都医科大学附属北京同仁医院

　　　　　　黄厚斌　中国人民解放军总医院

　　　　　　谢　蕊　首都医科大学附属北京同仁医院

编写秘书　　陈晓思　聂　瑶　王麒雲　谢　蕊　曾依云

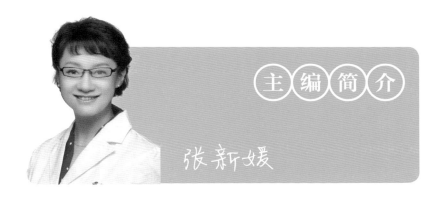

主编简介

张新媛

医学博士、教授、博士研究生导师、眼底病知名专家。受教育部选派，先后留学美国及澳大利亚，历经 8 年，分别完成博士及博士后培训。20 多年来主要从事眼科临床、科研及教学工作。为国家卫生健康委全球卫生高层次人才、教育部重点学科带头人及北京市卫生系统高层次人才。

作者具有出色的科研背景与实力，在糖尿病领域顶级期刊 *Diabetes* 等杂志发表 SCI 论文 70 余篇。近五年，作为第一及通信作者，12 次被知名国际 SCI 期刊特邀述评以及特邀综述，就目前糖尿病视网膜病变研究领域的热点问题进行论述。主编、副主编、参编眼底病专著 14 部。目前担任多本 SCI 杂志副主编及编委，为《中华眼科医学杂志（电子版）》《眼科》等 6 本中文眼科杂志编委。

目前担任中华医学会眼科学分会眼底病学组委员、中国医师协会眼科医师分会代谢病相关眼病学组组长、亚太玻璃体视网膜学会 LDP P&R 副主席、亚太玻璃体视网膜学会女医师学会副主席、亚太眼科影像学会常务理事、亚太眼科学会防盲学会常务委员、海峡两岸医药卫生交流协会眼科学专业委员会视网膜血管性疾病副组长、中国微循环学会眼微循环专业委员会眼科影像专业委员会及眼底病专业委员会副主任委员等国际与国内学术职务，活跃在国内以及国际学术的前沿。

主持在研国家科技部重点研发计划重大疾病防控研究、国家自然科学基金面上项目、北京市自然科学基金重点项目等国家级、省部级等课题共 14 项。2015 年以第一贡献人荣获北京市科学技术进步奖并获得亚太眼科学会颁发的"APAO 成就奖"（2019 年）以及"杰出贡献奖"（2015 年）。

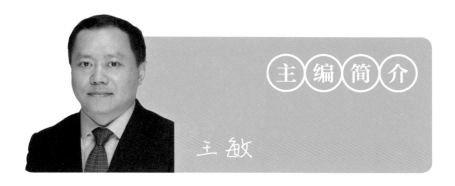

主编简介

王敏

主任医师，复旦大学医学博士，硕士研究生导师，复旦大学附属眼耳鼻喉科医院眼底内科主任。毕业于华西医科大学医学系，曾先后在美国迈阿密大学 Bascom Palmer 眼科医院、美国旧金山 Smith-Kettlewell 眼科研究所、美国加州大学旧金山分校 Beckman 眼科中心、美国哥伦比亚大学眼科学习和工作。现任中华医学会眼科学分会神经眼科学组委员，中国研究型医院学会神经眼科专业委员会副主任委员，上海医学会眼科专科分会眼底病学组副组长，中国研究型医院学会糖尿病学专业委员会糖尿病眼病学组副组长，中国微循环学会眼微循环专业委员会常委，中国微循环学会眼微循环专业委员会眼影像学组常委，国际眼循环学会董事会成员和发起会员，中国 PCV 联盟阅片指导委员会专家，《中华眼科杂志》《中华实验眼科杂志》和《中国眼耳鼻喉科杂志》编委，《中华眼底病杂志》审稿人，*Journal of Neuro-ophthalmology* 国际编委和中文版编委。国际临床视觉电生理协会（ISCEV）会员，美国视觉科学和眼科学会（ARVO）会员，美国眼科学会（AAO）会员。

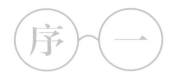

序一

随着现代科技飞速发展和对眼底疾病不断深入地进行基础和临床研究，眼底疾病在临床诊断和治疗方面取得了许多里程碑式的进展。近几年来，眼底疾病发病率逐年上升，越来越多刚刚进入眼科领域的年轻医生、其他相关科室的临床工作者以及患者急需一本全方位的眼底疾病科普书籍。眼底疾病极其复杂，种类繁多，对视功能危害严重，病变性质包括血管性疾病、视网膜色素上皮病变、神经组织病变等，这些都会导致患者视觉质量降低，严重影响患者的日常生活。而大部分眼底疾病，例如糖尿病性视网膜病变、老年性黄斑变性或者高度近视引起的眼底改变都可以通过早期筛查和早期治疗减少疾病带来的视功能损伤。因此，面向公众及时科普，对患者早预防、早发现、早诊断、早治疗至关重要。

"科普不仅能够预防疾病的发生，而且很多已经发生的疾病也能够通过科普更好地预后。"中国医师协会医学科学普及分会会长郭树彬曾在会上强调过临床科普的意义。目前来看，我国的卫生保健知识普及程度较低，老百姓还不善于运用已有的生活条件和学科知识来实行自我关怀和自我保健。让广大民众学会自我保健，担负起对自身健康的责任，用科学知识来维护和促进健康，已经成为医学工作者的新任务。医学科普对增强人民体质、保护劳动力和提高医学水平有着重要的作用，肩负着提高全民族医学科学知识水平的重任。

作为一名医生，积极参加医学科普推广工作，也是医学临床和科研工作者深入日常生活、服务老百姓、提高全民健康素质的重要途径。临床医生和科研工作者艰辛攻关取得的临床科研成果，通过普及推广，用来推动医学科学事业的发展，不仅会获得良好的社会效益和经济效益，也能让医生的个人价值实现最大化。

本书历经艰苦困难的疫情时期，由年轻医生执笔，收集患者所关心的问题，经国内一线眼底病教授反复修改完善后，终于顺利完成！本书不仅包含了大量的趣味性科普图片，还具有通俗易懂的文章字句，从眼的结构开始介绍，逐渐引入眼底常用的临床检查，全面科普了眼底常见的大部分疾病症状，并分章节叙述了眼底疾病治疗的方法及现状，为读者提供了最规范的阅读流程和最科学、有趣的专业知识。希望本书能身担重任，为我国眼底疾病的科普工作拓宽新的道路，为老百姓的眼底健康加固夯实基础！

　　希望这本融汇了大量期盼与厚望的眼底病科普书籍能强有力地推动眼科的科普工作，让临床医生成为能"科"能"普"的队伍，从而为提高我国医学科技水平发挥应有的作用！

中华医学会眼科学分会现任主任委员

浙江大学医学院附属第二医院眼科教授

姚克

2021 年 11 月

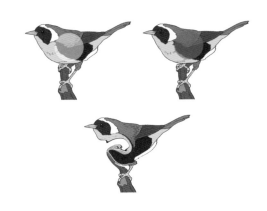

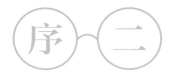

序二

　　随着现代社会的发展，民众对生活质量的要求不断提高，眼健康是在生命得到保障的前提下影响生活质量的最重要因素，也越来越引起广大民众的关注。

　　随着我国人口老龄化和代谢性疾病、心脑血管疾病的高发，眼底疾病患者日趋增多。此外，近年来对屈光性视力低下眼病的有效治疗，如白内障复明手术、近视眼脱镜手术等的普及开展，使得防治神经性致残／致盲眼病（如视网膜和视神经疾病）的重要性日益凸显出来，一旦视力受到损害而这类眼病往往是不可逆转的！因此，对视网膜和视神经疾病的全面了解及充分认识，非常有助于及时就诊、科学对待和有效防治，可以最大程度地减少或避免其致残／致盲，以保障我们有生之年享有良好的视觉功能，提升我们的生活品质。针对临床工作中遇到的众多患者对视网膜和视神经疾病相关医学知识了解的局限性，张新媛教授和王敏教授领衔各位眼底病专家结合多年来丰富的临床诊疗经验以及相关的专题研究成果，撰写了《看得见：别让眼底疾病夺走你的光明》这本有关眼底疾病的医学科普书。该书采用民众易于理解的问答形式，从眼睛的结构、视网膜疾病的相关检查、常见的各种眼底疾病以及眼底疾病的治疗方法等全面系统地进行解答，还介绍了现代科技成果在眼底疾病筛查和诊治方面的应用以及相关的保健预防措施，有力地传播了眼底疾病的相关医学知识。

序者有幸先睹为快，这本眼底疾病科普书的内容密切联系现实生活，语言通俗易懂并具有趣味性，是一本可读性强的科普书籍。它不仅为广大读者提供了眼底疾病的相关医学科普知识，还可作为基层医务工作者进行科普工作的参考资料，谨向大家推荐！

中华医学会眼科学分会候任主任委员

复旦大学附属眼耳鼻喉科医院眼科学教授

孙兴怀

2021 年 12 月 12 日

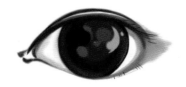

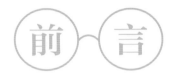

前言

临床工作是辛苦的，而执笔进行科普工作是快乐与使命感并存的！在历经 1 年的抗疫与临床、研究工作并进的同时，这本由年轻医生执笔，由全国 7 大眼科中心的 7 位眼底病教授共同参与编写并反复修改而完善的书稿终于在牛年顺利完成了。"千淘万漉虽辛苦，吹尽狂沙始到金"，2020 年让我们措手不及，也让我们感受到了时间、职业特质、事业与生活的宝贵。这一年，我们在猝不及防中共同成长、一路收获、一同走过……一年来每位作者的点滴成长，使本书完美呈现……谨以此书纪念 2020 年这足以载入史册的一年！

作为一名医生，一天中接诊的患者数量是有限的，但是一篇好的科普文章可以造福千百万人。"上医不治已病治未病"，大病预防已经成为现代医学的重要途径，而科普正是实现疾病预防的重要武器！我们有责任、有义务采用科普的方式提高老百姓的健康意识和科学素养，更好地使患者有意识地配合医生并携手对抗顽疾。

　　国家历年来都高度重视科普能力建设，并从战略层面进行指导。因为责任和使命，我们将这本书一气呵成。科普是医者的社会责任。在编写的过程中，我们越发感到自己身上的使命感。视网膜疾病是一类发病原因复杂，并可导致视功能损伤甚至致"盲"的疾病。它包括视网膜、脉络膜、视神经及玻璃体炎症性、肿瘤性以及各类血管性病变，也包罗各种变性疾病及多系统疾病。视网膜疾病不仅种类繁多，而且对视功能损害较大。常见而又影响视功能的眼底疾病有糖尿病性视网膜病变、老年性黄斑病变、视网膜静脉阻塞等。很多眼底疾病可以通过早期发现、早期诊断、早期治疗而防止失明，可以通过提高公众对疾病的认知而防止失明。作为一线的眼科医生，特别是眼底病专科医生，通过具有亲和力的科普表达方式将最前沿的专业知识进行广泛传播，才能够最大化地实现一名医生自身的价值。

　　本书的最大特色是应用了大量图片以及尽量通俗的语言来呈现医学科普三大要素——专业性、趣味性和可读性。本书共分为四章，以眼的结构为起始，以眼底疾病临床常规的眼科检查为主线，以各类眼底疾病为主要阐述内容，以目前眼底疾病的主流治疗为科普的重要章节，涉及的眼底疾病繁多，讲述的内容丰富，以国际指南为指导原则，并融入了大量新技术的介绍。希望本书能够成为患者、基层医生以及住院医生的好帮手，搭建医生与患者沟通的桥梁。

　　在本书的编写过程中，特别感谢中华医学会主任委员姚克教授、候任主任委员孙兴怀教授以及担任主审的中华医学会眼底病学组组长许迅教授的悉心指导，在此一并表示深深的谢意！

　　在这本科普书完成之际，我们也请我的一些患者对本书提出了宝贵建议，他们从自身的经历和体会，为本书的顺利完成提供了非常重要和中肯的见地，在此也表达我对他们深深的谢意！

　　最后，让我们满载重任与使命，满怀期待，将眼科特别是眼底疾病的医学科普工作不断深入，不断推进！

2021 年 12 月

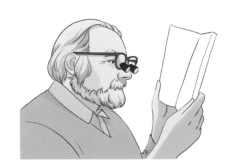

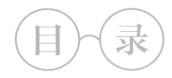

目　录

第一章　眼睛结构是怎样的

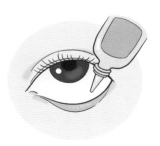

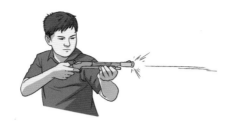
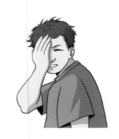

第二章 患了视网膜疾病，
需要做哪些检查

第三章 您了解这些形形色色的
眼底疾病吗

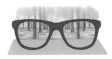

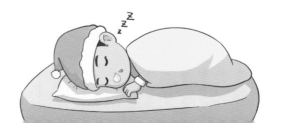

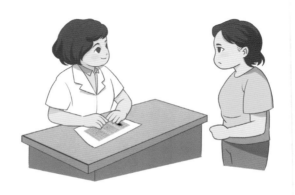

第四章　眼底疾病的治疗

第一章

眼睛结构是怎样的

眼睛的解剖结构是怎样的

　　眼睛是心灵的窗口，也是人脑接受外界信息最重要的器官之一。外界的光信号通过眼球转化为电信号，通过视神经传到大脑皮质形成物像，经过大脑的认知加工产生视觉。

　　眼球分为眼球壁和眼内容物两部分，眼球壁从外到内分为3层，分别是最外层的角膜和巩膜、中层的葡萄膜、内层的视网膜。眼内部腔隙包括前房、后房、玻璃体腔。

　　角膜位于眼球壁的最前端，为透明的弹性组织，其表面被泪膜覆盖，角膜呈中间薄四周厚的结构特性，具有屈光能力。角膜通过角巩膜缘与巩膜相接壤，巩膜为白色不透明的纤维膜，巩膜上有眼外肌的附着点，是眼球运动的重要结构。结膜是一层富含血管的透明薄膜，覆盖在巩膜的表面和眼睑的内表面。眼球壁的中层为葡萄膜，葡萄膜从前到后分为虹膜、睫状体、脉络膜3部分：虹膜从前到后可大致分为虹膜基质以及基质下的色素上皮细胞层。虹膜基底部的瞳孔开大肌和瞳孔括约肌可以调节瞳孔大小，以控制进入眼睛的光线量。睫状肌位于虹膜根部，其一端与眼球壁连接，一端通过悬韧带与晶状体相连，具有分泌房水、控制晶状体曲度（调节屈光力）的功能。脉络膜是位于视网膜和巩膜之间的血管膜，眼球内90%的血液都集中分布在脉络膜，为部分视网膜提供血氧供应。视网膜位于眼球壁最内层，负责接受外界光刺激并将其转化为电信号，通过视神经传到大脑皮质形成视觉（图 1-1-1）。

眼内容物包含房水、晶状体和玻璃体。眼内容物能够维持正常的眼内压，为眼球提供支持与缓冲作用，并作为屈光介质保证外部光线经层层折射汇聚至视网膜。

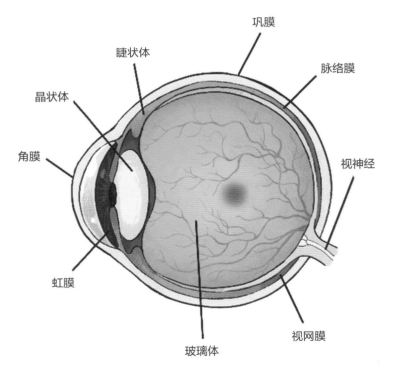

图 1-1-1 眼睛的解剖结构

2 什么是视网膜

视网膜——眼球的"底片"

　　人的眼睛就像一台高清照相机，而视网膜就是这台高清照相机后的感光底片。视网膜的功能也与感光底片的功能类似，对于成像至关重要。一旦视网膜出现问题，人眼就像没了底片的相机，就会部分或完全失去成像的功能（图 1-2-1）。

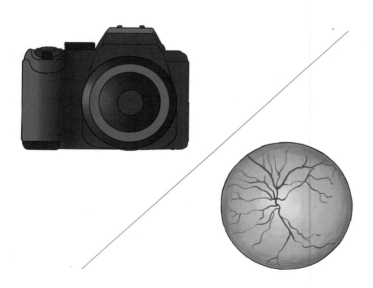

图 1-2-1　视网膜的成像功能类似一架照相机的感光底片

患者就诊时（图 1-2-2），常常向大夫提到"我有黄斑"，这种提法到底对不对呢？看了以下描述，大家心里可能就有数了。

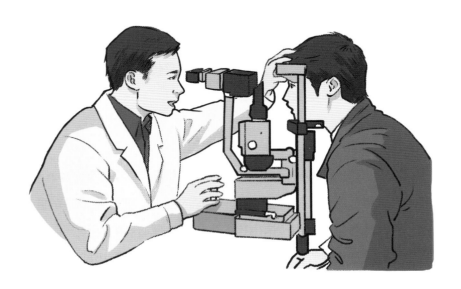

图 1-2-2 医生通过眼底照相机给患者眼底拍照的示意图

什么是视网膜

视网膜是由大脑向外延伸的视觉神经末梢组织，位于眼球壁的内层。其上的重要标志为视盘和黄斑。视网膜由色素上皮层和神经感觉层组成。正常人的视网膜神经上皮与色素上皮层之间存在潜在间隙，视网膜一旦脱离即可影响人眼视物的功能。

视网膜的两个重要功能

一是捕捉外界的光，二是对光引起的刺激进行处理。这些功能的实现就要依靠视网膜紧密而复杂的 10 层结构了。视网膜上的光感受器——视锥细胞和视杆细胞，可以捕捉光子并转化为神经冲动（电信号），并且其神经冲动沿双极细胞传至神经节细胞，最后向视盘汇集，通过视神经、视交叉传至大脑进行处理，就形成了我们看到的大千世界。

视网膜上的两个重要结构

视盘：是一个境界清楚的淡红色圆盘状结构，为视网膜神经节细胞纤维汇聚形成视神经后穿出眼球的部位。视盘处无感光细胞，因此没有感光作用，这也是人类存在生理盲点的原因。

黄斑：黄斑是视网膜的一个重要结构，位于眼后极部，主要参与精细视觉及色觉等视功能。一旦黄斑出现病变，常常出现视力下降、眼前黑影或视物变形。

视网膜的相关疾病

视网膜的原发病变主要有视网膜血管病变、黄斑区病变、视网膜脱离、视网膜变性、视网膜肿瘤（如视网膜母细胞瘤）等。除了这些原发改变之外，还有一些继发于全身疾病的改变。因为视网膜血管是人体唯一能直接看清的血管，所以临床上常根据眼底的改变来判断全身疾病的变化，如高血压、动脉硬化、糖尿病等。

3 什么是黄斑

什么是黄斑

在门诊，常常有患者说："大夫，我长黄斑了怎么办？"大夫都会认真地解释："黄斑是视网膜的正常结构。"那么，什么是黄斑？为什么叫黄斑？黄斑为什么对我们如此重要？

黄斑位于视网膜的中心区，人去世后视网膜因为缺血变成白色，只有这个部位呈黄色（该区域富含叶黄素），因此取名为黄斑。由凹部、中央小凹、中央凹、旁中心凹和中心凹周围区一起组成黄斑。其中黄斑中心凹是黄斑中心处的小凹陷，是视力最敏锐的地方，由视锥细胞构成（图 1-3-1）。

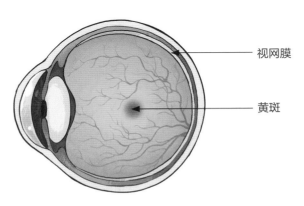

视网膜

黄斑

图 1-3-1　视网膜以及黄斑示意图

黄斑的病变都有哪些

黄斑病变可由遗传性病变、年龄相关性病变、炎症性病变所引起，也可受其他眼底病变的累及。

（1）遗传性病变可有家族遗传史，发病年龄可从幼儿期到老年期。

（2）年龄相关性病变主要有老年性黄斑变性、老年性特发性视网膜前膜和黄斑裂孔等，通过早期诊断和适当的治疗，可以使病情改善或稳定。

（3）炎症性病变多见于各种视网膜脉络膜炎，如弓形虫病、葡萄膜炎等。此外，视网膜静脉阻塞、视网膜血管炎、糖尿病性视网膜病变、高度近视和外伤性脉络膜破裂等可导致黄斑区发生损害。某些病变如中心性浆液性脉络膜视网膜病变、特发性脉络膜新生血管疾病等病因尚未完全清楚，但可造成黄斑区液体积聚或出血而造成视功能损害（图 1-3-2）。

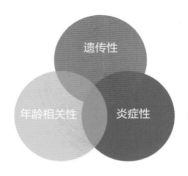

图 1-3-2　黄斑病变的病因

黄斑病变有哪些临床表现

黄斑病变的主要症状有以下 7 个表现 (图 1-3-3, 图 1-3-4)。

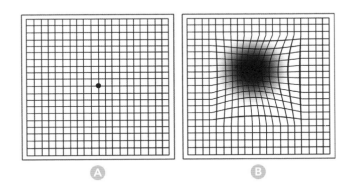

图 1-3-3 阿姆斯勒方格表检查

A. 正常眼所看到的图像;B. 中心暗点和视物变形患者看到的图像

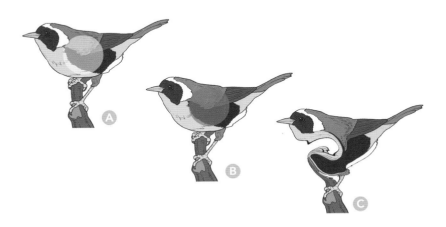

图 1-3-4 黄斑病变患者看到同一图像的不同表现

A. 中心处变暗;B. 中心处变黄或变暗;C. 中心处视野缺损

（1）中心视力下降：人眼 90% 的中心视力是依赖于黄斑的正常结构，视力模糊以及近距离工作障碍通常是黄斑病变的早期症状。

（2）中心暗点：患者通常会主诉视野中央有障碍物，看到的物体变黑、变暗。上述症状是黄斑病变的严重症状。

（3）视物变形：看到的物体变形扭曲，是黄斑疾病的常见症状。

（4）视物显小症和视物显大症：视物显小是由于黄斑中心视锥细胞的分离造成的，而视物显大是由于视锥细胞的拥挤引起的，该症状较少见。

（5）辨色力异常：患者往往主诉看物体变黄或变暗。

（6）与暗适应相关的视觉困难：比如在昏暗的光线下可能会出现视野狭小以及后像的持续存在。

（7）对比敏感度下降，视野整体不鲜明。

黄斑病变有哪些治疗手段

详见各种黄斑疾病的治疗。

4 什么是脉络膜？眼睛里是不是真的有葡萄表皮

葡萄膜位于眼球壁中层，为巩膜与视网膜之间的血管性结构，因为其富含色素酷似葡萄而得名。葡萄膜分为 3 部分，分别为虹膜、睫状体、脉络膜。

虹膜位于瞳孔周围，由神经系统控制，可以感受外界光线的强弱，通过调节瞳孔开大肌和瞳孔括约肌来控制瞳孔大小，进而调节进入眼睛的光线量。

睫状体位于虹膜根部，一端连接眼球壁，另一端通过悬韧带与晶状体相连，睫状体收缩可以调节晶状体曲度，从而调节眼睛的屈光状态。另外，睫状体还负责分泌房水，调节眼内压力，提供营养。

脉络膜是位于视网膜和巩膜之间的血管组织，汇聚了眼球90% 的血供，为部分视网膜提供血氧支持。

5 什么是视神经

如果把大脑作为视觉的总司令，眼睛作为外界物体的接收器，那么，视神经就是连接接收器与总司令的一根电线了。视神经是由 120 万个细小的神经纤维组成的，可以将视觉信息传递到大脑视觉皮质的神经纤维，从而产生视觉。因此视神经也是中枢神经系统的一部分。随着年龄的增长，这些神经纤维会有相应的损失。另外，如果发生了各种各样的视神经疾病，大量的神经纤维遭到破坏，视细胞一旦退化、死亡，则不能再生。因此，视神经的病变可能会导致不可逆的视力损伤，甚至失明（图 1-5-1）。

视神经外面包有 3 层被膜，分别与相应的 3 层脑膜相延续。因此蛛网膜下隙也随之延伸到视神经周围，在颅内压增高时，常出现视神经乳头水肿等体征。

视神经的任何一段或向大脑传递信息的通路受损都可导致视力下降。大脑中有一个结构称为视交叉，视神经纤维在通过此结构时，一半交叉走行至对侧。由于其解剖学结构特点，沿视神经通路的损伤会造成视力和视野丧失。通过了解视力丧失的不同表现，医生通常可以确定问题出现在通路的哪个位置。

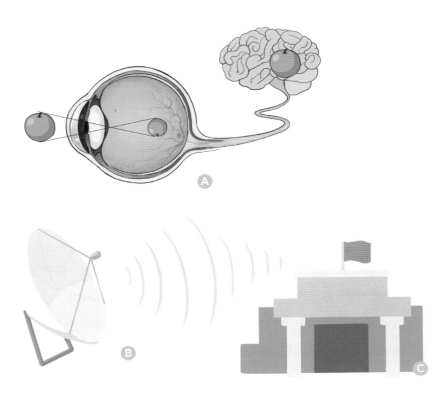

图 1-5-1　**眼睛的成像过程**

A. 视神经为连接视网膜以及大脑的重要桥梁；

B. 视网膜相当于雷达的接收器；C. 大脑相当于司令部

6 什么是玻璃体

如果医生给您诊断的是"玻璃体后脱离"，请不要太紧张，大多数患者都会把"视网膜脱离"与"玻璃体后脱离"混在一起，其实玻璃体与视网膜是不同的眼内结构。

什么是玻璃体

玻璃体的发现与命名，源于一位眼球破裂就诊患者，医生发现破裂的眼球会流出鸡蛋清样的液体，当时由于知识所限，认为流出的液体是眼内唯一的液体，且不能再生。随着对眼球结构的不断认识，人们发现晶状体和虹膜隔开前后两个腔隙，后部容积较大的腔称为玻璃体腔，位于晶状体和视网膜之间，占眼球总容积的 4/5，腔内充满像鸡蛋清的胶冻样、黏弹性的物质，称为玻璃体，其主要成分为水，出生时水分占 99%，随年龄增大，水分逐渐减少。而位于角膜与晶状体之间的空隙称为前房，其内清亮的、可循环的水样液体被称为房水。

玻璃体的作用有哪些

（1）支撑及维持眼球形状的作用。

（2）保护作用：玻璃体具有弹性，可以缓冲外力震荡作用，以减轻对视网膜和晶状体的损伤。

（3）营养储备作用：玻璃体含有各种营养，可为周围组织（如其前面的晶状体以及后面的视网膜）提供营养。

（4）是保证视网膜清晰成像的重要的屈光间质：玻璃体透明，所以光线能顺利投射至眼底成像。另外，玻璃体也有一定的屈光度，约为 1.33D。

（5）屏障功能：有"分子筛"作用，可防止细胞和大分子物质进入，保证玻璃体的透明性。

此外，玻璃体还会对眼球的生长发育产生影响，胎儿时期，玻璃体发育不良可能导致小眼球；玻璃体的过度延长亦可能造成轴性近视。

玻璃体如果与视网膜分离会怎样

玻璃体在人出生时呈凝胶状，主要成分是水，约占 99%，从 4 岁时开始出现液化迹象，中年以后，胶原纤维变性、塌陷，凝胶状的玻璃体逐渐脱水收缩液化，玻璃体凝缩。当玻璃体进一步液化并进入玻璃体皮质和视网膜之间的玻璃体下间隙，眼球运动会使部分玻璃体皮质从视网膜上剥离，逐渐导致玻璃体与视网膜分离，称为玻璃体后脱离。因此，玻璃体后脱离与视网膜脱离是完全不同的两种概念（图 1-6-1）。

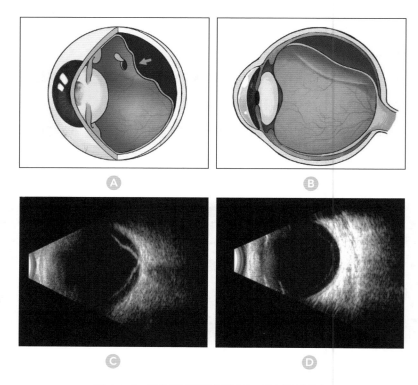

图 1-6-1　孔源性视网膜脱离与玻璃体后脱离

A. 孔源性视网膜脱离示意图；B. 玻璃体后脱离示意图；

C. 漏斗型视网膜脱离 B 超图像；D. 玻璃体后脱离 B 超图像

第二章

患了视网膜疾病，
需要做哪些检查

为什么看眼病需要查视力

　　"大夫，查视力的人太多啦，能不能不查了？""大夫我视力挺好的，没必要查了吧？"（图 2-1-1）而眼科医生往往坚持要视力检测的结果，在眼科医生的心目中，视力就像一把尺子，是眼科医生进行诊断过程中需要参照的非常重要的检查指标。

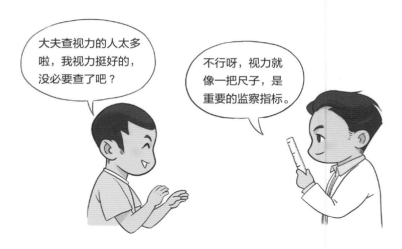

图 2-1-1　门诊就诊患者咨询视力检查的作用

　　患者来眼科门诊就诊时，第一项常规检查项目就是视力，视力检查是初步快速评估视功能的重要依据，医生可以通过视力检查的结果初步了解疾病情况，以制定下一步诊疗方案。

什么是视力

视觉器官是人和动物的光感受器官，以感知外界事物。光作用于视觉器官，使其感受细胞兴奋，其信息经视觉神经系统加工后便产生视觉。因此人体从外界获得信息的量，90% 来源于人的视觉，其次是听觉（图 2-1-2）。

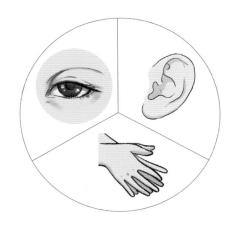

图 2-1-2　人获取外界信息靠各种感觉器官

视力是指眼分辨物体的形态、大小及细微结构的最大能力，也叫视敏度，反映黄斑中心辨别物体形状、大小的能力。很多人认为，只要视力达到 1.0 以上就具有正常的视力。实际上，正常视力的标准还包括中心视力、周围视力、立体视力。只有当中心视力、周围视力和立体视力都符合生理要求时，才能算作视力正常。因此，中心视力达到 1.0 只能说明部分视力正常。

检查视力有几种方法

（1）远视力检查：远视力是指人眼识别远方物体的能力。通常用标准对数视力表进行检查。

（2）近视力检查：近视力是指人眼识别近处细小对象的能力。检查通常用耶格近视力表（Jaeger chart）或标准视力表（图2-1-3）。

中心视力的好坏要综合远视力及近视力的情况来看。远视眼的远视力比近视力要好，近视眼则刚好相反。

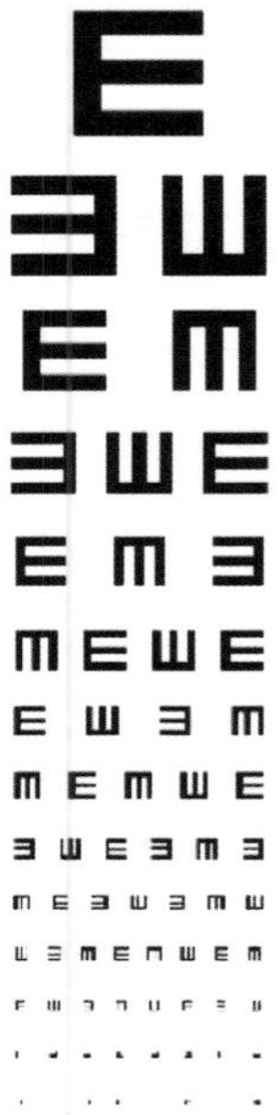

视力表依据视角大小来设计。目前国内常用的视力表有国际标准视力表、对数视力表、朗多环形视力表（Landolt chart）等。国际标准视力表按等级数排列，记录为小数，整齐、简单。对数视力表又称5分制对数视力表，将视力分为5个等级，应用E字或C字作为视标（图2-1-3）。

图 2-1-3 对数视力表

如何查视力

（1）确定好检查距离，视力表安装的高度应使视标与受检者等高（图2-1-4）。

（2）一般都是先检查右眼再检查左眼。检查右眼时需遮盖左眼，但不要压迫眼球。还要注意不要让遮盖眼偷看，尤其是有些小朋友在被查视力不好的那只眼时，很容易用另一只眼偷瞄，从而影响医生及时发现病情（图 2-1-5）。

（3）检查时，由上而下进行，最后能正确认清的那一行的标志数字为受检者的视力。

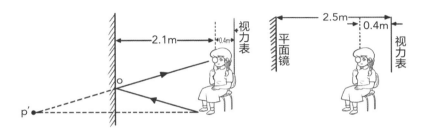

图 2-1-4　视力检查示意图

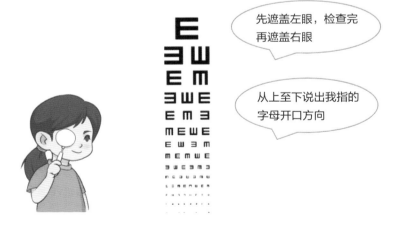

图 2-1-5　视力检查示意图

（4）如果连最大的视标都不能辨认，则需要让受检者向视力表走近，直到认清为止，以实际距离计算，如看清最大视标的距离为 3m，则视力为 0.1×3/5=0.06。如走到距视力表 1m 仍不能分辨 0.1 的视标，则查指数。检查者每次以不同数目手指请受检者分辨，记录距离，如"指数 /15cm"，如距离眼睛 5cm 仍不能正确数指，则查手动，记录手动的距离，如"手动 /10cm"，如连手动都不能正确判断，则查光感。

每次就诊时都要查视力吗

第一次来眼科门诊就诊时，都需要先检查视力。病情稳定未做特殊治疗且自觉视力无明显变化的患者一周内可暂不复查视力。某些特殊患者需根据医生的建议频繁复查视力，及时监测治疗效果。

经常检查视力，警惕隐形杀手

近视已经成为危害青少年视觉健康的一个严重的公共卫生问题，因此，学生要经常检查视力。除近视之外，弱视也是危害儿童视觉发育的常见原因之一，其原因是在视觉发育过程中，一些原因导致了视觉细胞有效刺激不足，从而造成矫正（散瞳验光后）视力不足。

另外，老年人如果出现视物不清，也要检查视力，不要认为是眼睛"老化了"，如果出现视力下降，要请眼科医生进行诊治。患有全身疾病如糖尿病的患者即便自己觉得视力很好，也要经常检查视力，警惕"糖网"这一隐形杀手。

拥有好的视力不一定拥有好的视觉质量

　　两个视力均是 1.0 的人，他们的视觉质量会一样吗？答案是否定的，虽然他们都可以分辨出视力表 1.0 那行 E 的开口，但是一个可能很清晰地分辨出 E 的边界，而另一个很可能看到边界是模糊的 E，并且呈雾化状态。因此两人虽具有相同的视力，但是视觉质量却大不相同。下面我们就来谈谈与视力及视觉质量相关的话题（图 2-2-1）。

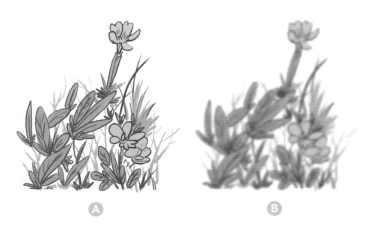

图 2-2-1　相同的视力，不同的视觉质量

A. 视觉质量正常的人眼中的世界；B. 视觉质量差的人眼中模糊不清的世界

通过图 2-2-1A 和图 2-2-1B 的比较可以看出，两只眼的角膜像差不大（图 2-2-1A），但眼内高阶像差明显增大、总像差明显不同（图 2-2-1B），视觉质量明显下降。

什么是视觉质量

视觉质量是比视力更高层次的概念，它包含视力、清晰度、舒适度、稳定性等指标。也就是对视觉功能的评价从"看得见"要变为"看得清""看得好"。

在现实生活中，很多人只重视是否能看见，而忽视了是否"看得清""看得好"。而高质量的生活，需要高质量的视觉功能，尤其在信息化社会，拥有高视觉质量对我们的生活具有更重要的意义。

如何评价视觉质量

视觉质量包括主观检查与客观评价。

（1）主观检查：包括视力、视野、对比敏感度、色觉等。

√ 视力表：检测黄斑在高对比度下对小视标的分辨能力。简单、方便、直观，但获得的视觉质量信息有限，检查的结果不客观、不全面。

√ 视野：也属于主观性检查，内容请阅读"什么是视野？视野缺损是怎么回事儿"一文。

√ 对比敏感度：人眼的视觉功能不仅包括分辨高对比度的

小目标的能力，还包括对各种点线与空白敏感程度的差别（对比度或反差）的能力，以及对比敏感度。

√ 色觉：自然界的物质都是有一定的颜色，人类识别这些颜色的功能，就是人的色觉功能。这种功能在生活和工作中都是有重要意义的。

主观检查受屈光以及神经系统影响，可重复性差，依赖于患者的认知以及配合程度。另外，主观检查受神经系统以及光学系统的影响，对患者的配合度要求高。

（2）客观评价：主要是指人眼光学成像的质量，包括像差、点扩散函数和调制传递函数，主要使用各种视觉质量评估仪进行评价。

视觉质量评估的临床应用

视觉质量评估可用于评价手术疗效。以往白内障以及屈光手术都是用视力作为评价手术效果的主要指标，但是视力是反映在100% 对比度下的视敏度，在实际生活中，视物的对比度往往不会达到 100%，会遇到强弱不同对比度的情况。若一概用高对比度下的视力敏感度来反映患者术前与术后的视觉质量，不能正确地评估手术疗效。因此，使用视觉质量评估来评价白内障以及屈光手术的疗效更合理，且对患者的生活更具有实际意义。以白内障手术和屈光手术为例，我们谈谈各种视觉质量评估方法并总结如下。

（1）白内障手术（图 2-2-2）

√ 白内障术后视力客观检查。

√ PCO 激光治疗时机的选择。

√ 测量晶状体调节幅度和视觉治疗，辅助指导人工晶状体的选择。

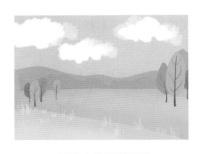

正常人的清晰视野

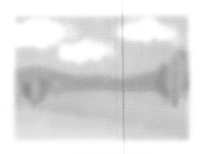

白内障的模糊视野

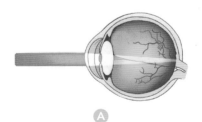

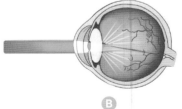

图 2-2-2 正常人与白内障患者视野区别

A. 正常人的视野；B. 白内障患者的视野

√ 术后视力检测。

√ 不同手术方式的视觉质量检测。

（2）屈光手术（图 2-2-3）

√ 适应证的选择。

√ 指导个性化的手术设计。

√ 术后视觉恢复的预测。

√ 不同手术方式比较。

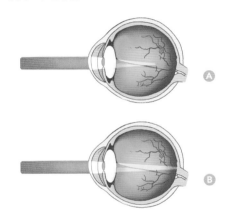

图 2-2-3　屈光手术前后眼睛成像示意图

A. 屈光手术前，近视眼物像落在视网膜前；

B. 屈光手术后，激光削薄角膜，近视眼物像落在视网膜上

　　另外还可以帮助评估泪膜质量，客观量化眼镜在视觉质量上的影响，在弱视、角膜病、葡萄膜炎、玻璃体疾病、青光眼、眼底疾病的辅助诊断方面具有辅助作用。

　　总之，我们不仅需要"看得见"，更需要"看得清"，拥有好的视觉质量是拥有好的生活质量的必要条件。

3 什么是眼压？为什么要查眼压

　　在眼科门诊，初次看病的患者常常需要测眼压（图2-3-1），在了解眼压的临床应用之前，先来看看什么是眼压吧。

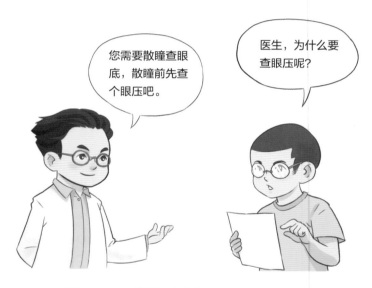

您需要散瞳查眼底，散瞳前先查个眼压吧。

医生，为什么要查眼压呢？

图 2-3-1 门诊就诊患者咨询测量眼压的作用

什么是眼压

　　其实从字面意思可以猜到，眼压就是眼球内容物作用于眼球壁的压力。前面提到，眼球中包含房水、晶状体、玻璃体。而房水循环在维持眼压稳定的过程中起着重要的作用。房水由睫状体产生，进入后房，再通过瞳孔进入前房，最后通过房角的小梁网（大部分）或脉络膜上腔（小部分）回流至静脉（图 2-3-2）。

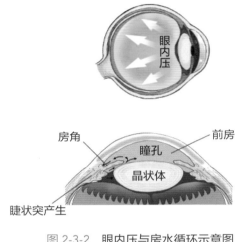

图 2-3-2　眼内压与房水循环示意图

正常的眼压可以维持眼球正常的形态和功能，一般正常眼压的范围为 10 ~ 21mmHg（1.33 ~ 2.80kPa）。双眼的差异不大于 5mmHg，每天的波动范围在 8mmHg 之内。

什么因素可以影响眼压

眼压受很多因素的影响，包括中央角膜厚度和角膜曲率、昼夜节律、身体 / 睡眠姿势、遗传因素、药物以及饮食习惯等，此外，定期规律运动可降低眼压（图 2-3-3）。

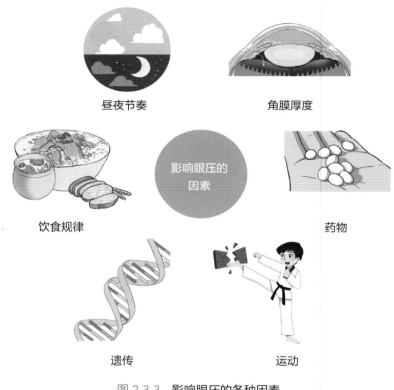

图 2-3-3　影响眼压的各种因素

眼压与眼科什么疾病有关

（1）眼压增高的疾病

1）青光眼：眼压增高，会压迫视神经，导致视神经萎缩。根据病因学、解剖学和发病等，临床上通常将青光眼分为原发性、继发性和发育性三大类。

2）高眼压症：临床上，有些人眼压会高于正常值，但没有视神经损害或视野缺失，被认为是高眼压症，需要定期监测眼压，或根据不同情况通过眼药水等进行降眼压治疗。

因此，临床上会通过一些检查对青光眼进行诊断，因此怀疑患有青光眼的患者，医生会根据患者的具体情况建议进行一些检查，如眼底立体像、视野、角膜厚度及角膜曲率、日眼压曲线等。

3）外伤性青光眼：由于眼外伤引起房水回流受阻可能引起外伤性青光眼，需要及时治疗。

（2）眼压降低的疾病

1）见于一些青光眼手术后，当眼压降低时，视网膜灌注压增加，会引起视网膜血管的渗出，积聚在黄斑区引起黄斑水肿等病变；此外，眼压下降，不足以维持眼球形态，巩膜塌陷，可能会进一步引起视网膜及脉络膜水肿、脱离、出血以及视细胞变形等改变，从而引起视力下降。

2）外伤后低眼压：外伤后低眼压系指眼球外伤后完全无葡萄膜炎或虹膜睫状体炎的基础上眼压显著降低者，一般低于8mmHg以下。若长时间低眼压会引起视力损害。

3）眼球萎缩。

眼压增高如何治疗

治疗原则是应用药物或手术降低眼压，辅以视神经营养药物维护视功能。

（1）药物治疗：应用药物降低眼压是首选的治疗策略。一般使用降眼压眼药水后 3～4 周需要到医院复查。此外，降眼压的药物种类较多，机制不同，治疗时还需要考虑全身其他用药情况。因此，患者需要到医院就诊，明确诊断后遵循医嘱，千万不要自己随便使用降眼压眼药水。从低剂量的药物局部治疗开始，如眼压控制不良，再增加药物的浓度或联合给药。

（2）激光治疗：如果药物控制仍不能降低眼压，可能就需要采用激光手术治疗，包括激光虹膜周边成形术等，给被阻塞的房水打开一条引流通道。

（3）手术治疗：以上两种治疗手段尚不能控制眼压，则需要进行手术治疗，包括小梁切除术、引流手术等。其主要目的也是为了进一步解除由于各种原因引起的房水流出受阻。

需要注意的是，无论是哪一种治疗手段，都是为了防止视神经进一步受损，无法治愈。

4 关于瞳孔、散瞳与不能散瞳的那些事儿

什么是瞳孔

眼睛就像一台照相机，在相机外衣"巩膜"和成像底片"视网膜"之间还有一层葡萄膜，这层膜的最前部又称为虹膜，在晶状体前方，中间有一圆孔，这就是我们所说的瞳孔，也叫"瞳仁"（图 2-4-1）。

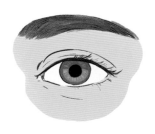

图 2-4-1　瞳孔示意图

瞳孔为光线进入眼睛的通道，正常人瞳孔直径约 2.5 ~ 4mm。如同照相机的光圈，在正常情况下，瞳孔通过自主调节大小从而控制进入眼内的光量。人在昏暗的光线下，通过交感神经兴奋，瞳孔开大肌收缩，瞳孔便会开大；在强烈的光线下，支配它的副交感神经兴奋，引起瞳孔括约肌收缩，瞳孔便会缩小。

瞳孔大小的变化可以反映心理状态

从 19 世纪 60 年代开始，心理学家们认识到，瞳孔大小与人的心理活动相关。Jason S Tsukahara 教授等在 2016 年发表的一篇文章中，通过对 331 名志愿者进行研究发现，瞳孔直径

和认知能力及智商都密切相关。

美国哈佛大学的教授也通过实验发现人类瞳孔的大小会随周围环境的变化、目标关心和感兴趣的程度而变化，比如试验中当女性看到怀抱孩子的母亲照片时，瞳孔平均扩大了25%。由此可知，我们人类的心理活动全都显露在眼睛中。眼睛确实是心灵及内心深处的窗口。

散瞳是怎么回事

患者在眼底病门诊就诊时，常常会被医护人员滴一滴散瞳眼药水，点完之后患者看东西会有些模糊，这是眼底病门诊就诊必要步骤之一——散瞳。因为瞳孔就像一扇窗户，散瞳就如同打开了窗户，从而可以更加清晰地观察眼睛里的结构（如晶状体、玻璃体、视网膜），而且观察到的范围更大，更容易发现细微的病变，可以更好地判断眼底是否有病变（图2-4-2）。

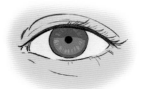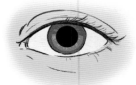

图 2-4-2　瞳孔缩小与扩大示意图

在多数脊椎动物中，瞳孔无论扩大或缩小都是圆形的，但狐狸、猫等瞳孔收缩时变成椭圆状，像一条缝（图 2-4-3）。

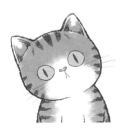

图 2-4-3　猫的瞳孔收缩时呈竖椭圆状

看眼为什么要散瞳

（1）详细的眼底检查需要散瞳：使用药物散大瞳孔是眼科常用的检查和治疗眼病的一种方法，眼底检查时会让一定强度的光源进入眼内，医生通过直接检眼镜、间接检眼镜、三面镜等把光源射入眼底，借助各种设备看清眼底，诊断疾病。

（2）青少年验光配镜需要散瞳：散瞳验光是医学验光最重要的一步，其根本的目的不是为了散大瞳孔，而是放松调节。即是麻痹调节眼部的肌肉，这样获得的验光结果才是最准确的。

40 岁以上的人群眼部调节能力很差了，因此验光不需要散瞳，这也是 40 岁人群开始老视的原因，看近处逐渐吃力，因为他们的眼睛已经从自动变焦照相机变成手动照相机了。

（3）某些眼病的治疗需要散瞳：如患有虹膜睫状体炎的患者，使用阿托品可使睫状肌松弛，减轻对动脉的压力、增强眼球血管膜血液循环、降低毛细血管渗透性，促使炎症吸收；散大瞳孔也可起到防止虹膜后粘连，消除、解除或减轻瞳孔括约肌和睫状肌的痉挛，使眼睛很好地休息，达到止痛的目的。另外，散瞳对近视也有一定的治疗作用，定期使用低浓度的阿托品眼药水可以调节睫状肌的状态。

常用散瞳药有哪些

（1）快速散瞳药：如 0.5% 复方托吡卡胺滴眼液。

（2）中效散瞳药：如 2% 后马托品滴眼液。

（3）慢速散瞳药：如 1% 阿托品眼用凝胶。

眼科检查常用的一般是快速散瞳药，正常情况下 20～30 分钟就可以散大瞳孔。

散瞳有危害吗

散瞳后可能会出现看东西模糊或者出现怕光的情况，快速散瞳滴眼液一般需要 6～8 小时就可以恢复。中效散瞳眼药水如 2% 后马托品，通常 5～20 分钟瞳孔开始散大，30～90 分钟达高峰，维持 18～20 小时，12～36 小时恢复正常。慢速散瞳药如阿托品眼用凝胶，通常需要 2～3 周瞳孔恢复正常，对眼睛没有损害。

什么情况下不散瞳

　　散瞳对正常眼压无明显影响，但对闭角型青光眼或浅前房患者，使用散瞳药点眼后可使眼压明显升高，有激发青光眼急性发作的危险，所以门诊就诊时，散瞳前需要查眼压并详细询问既往有无青光眼病史及家族史，眼压过高者或青光眼者一般不散瞳，但是开角型青光眼、青光眼术后等散瞳并非禁忌。在验光时需考虑 40 岁以上眼部调节力已弱，一般对验光影响较小，可以不散瞳。严重屈光间质混浊，如白内障、重度玻璃体混浊，无法验光，也就没有必要散瞳。另外如果虹膜广泛后粘连，瞳孔在使用药物后也不能散大。

5 阿姆斯勒方格表——一个检查黄斑病变简单且重要的方法

阿姆斯勒方格表（Amsler grid）是马克·阿姆斯勒（Marc Amsler）在 1950 年发明的检测和跟踪黄斑病变的表格。由 400 个方格（10cm×10cm 的方格）和黑色背景下的白线组成，距离 30cm，约占 1 度视角。目前，至少有 7 种阿姆斯勒方格表，较为常用的两种分别是原始的白线黑背景表格和黑线白背景表格（图 2-5-1）。

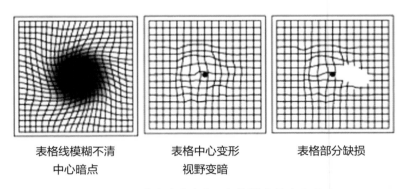

表格线模糊不清　　　　表格中心变形　　　　表格部分缺损
中心暗点　　　　　　　视野变暗

图 2-5-1　黄斑病变患者阿姆斯勒表临床表现

阿姆斯勒方格表的用途

　　阿姆斯勒方格表是一种方便的筛查眼底病变的方法，可以将患者发现的不适症状用表格检测出来，比如视物变形时，患者可以在阿姆斯勒方格表中发现线条不均匀或格子不正；小视症者（看到的物体比实际物体小），患者会发现在方格表中某些格子特别紧缩，仿佛所有的格子都向某一处收缩；而大视症者，则发现某些格子不规则地扩大了。有相对性中心暗点者，发现某些格子的线条前好像有薄雾挡着，有时这些线条或格子甚至看不清楚或消失。相对性中心暗点可能还有视物变形。

　　但是仅凭阿姆斯勒方格表是不能确诊疾病的，看到格子变形，可以出现在老年性黄斑变性、黄斑前膜或黄斑水肿等，所以它只是一种辅助性的检查手段。

如何使用阿姆斯勒方格表

　　使用阿姆斯勒方格表的步骤（图 2-5-2）。

　　（1）把方格表放在视平线 30cm 的距离，光线要清晰及均匀。

　　（2）老视或者近视人群，需要佩戴原有眼镜进行测试。

　　（3）用手盖着左眼，右眼凝视方格表中心黑点。

　　（4）重复步骤（1）至步骤（3）检查左眼。

发现问题及时就诊

　　当凝视中心黑点时，发现方格中心区出现空缺或曲线

（见图 2-5-1），可能为眼底病变所造成。若出现这种情况，应及时去眼科就诊。

阿姆斯勒方格表是否可以替代一般的检查

早期发现黄斑病变以及密切监测疾病的发展非常重要，当前最方便的方法就是患者每日或每周观察阿姆斯勒方格表，进行评估。尽管阿姆斯勒方格表方便，但是结果的准确性还取决于多种因素，其中包括患者本人操作方法的正确性。研究发现，阿姆斯勒方格表的准确性只有眼底微视野检查的 60% 左右。测试性能可能取决于黄斑变性的严重程度、阿姆斯勒方格表的类型等。因此阿姆斯勒方格表可以帮助患者自查视觉异常，但确诊疾病还需要眼科医生借助眼科的其他检查手段。

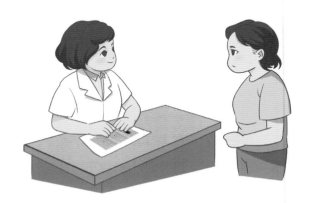

图 2-5-2　门诊就诊患者咨询阿姆斯勒方格表的使用方法

眼睛真有看不见的盲区？谈谈生理盲点以及与开车相关的"生命盲点"

视乳头，或称视盘，是视网膜视觉纤维汇集并向视觉中枢传递出眼球的部位，没有感光细胞，外来光线成像于此不能引起视觉，视野上呈现为固有的暗区，称生理盲点（图 2-6-1）。

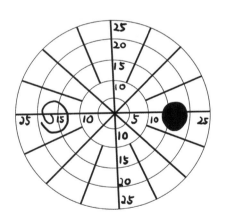

图 2-6-1　人右眼的生理盲点示意图

由于生理性盲点的存在，所以视野中也存在生理性盲点的投射区。此区为虚性绝对性暗点，在客观检查时是完全看不到视标的部位。根据物体成像规律，通过测定生理性盲点投射区域的位置和范围，可以根据相似三角形各对应边成正比的规律，计算出生理盲点所在的位置和范围。

怎么测自己的生理盲点（图 2-6-2）

（1）将白纸贴在墙上，站在纸前 50cm 处。

（2）用遮眼板遮住一只眼，在白纸上与另一只眼相平的地方用铅笔划一"+"字记号。

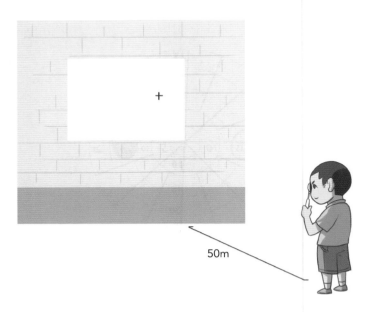

图 2-6-2　自测生理盲点的方法

（3）自己注视"+"字。由他人将视标"+"字中心向被测眼颞侧缓缓移动。此时，被测眼直视前方，不能随视标的移动而移动。当自己恰好看不见视标时，在白纸上标记视标位置。

（4）将视标继续向颞侧缓缓移动，直至又看见视标时记下其位置。

（5）所记两点连线之中心点起，沿着各个方向向外移动视标，找出并记录各方向视标刚能被看到的各点，将其依次相连，即得一个椭圆形的盲点投射区。

（6）根据相似三角形各对应边成正比的规律，可计算出盲点与中央凹的距离及盲点直径。

生理盲点的扩大有什么意义

如果生理盲点的纵径大于9.5°，横径大于7.5°，称为生理盲点扩大。可见于某些特定的眼部疾病，如青光眼、视盘水肿、高度近视视盘旁大的近视弧、视盘有髓神经纤维、视盘黑色素瘤、视盘视网膜炎、视盘血管炎等（图2-6-3）。

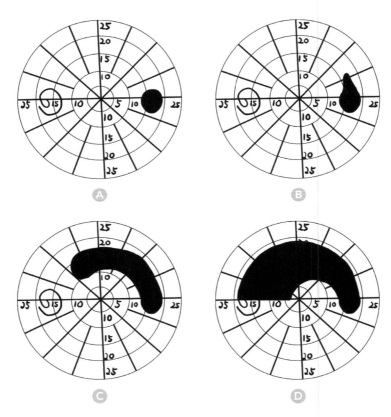

图 2-6-3　生理盲点扩大与不同的视野缺损

A. 正常人的视野；B. 生理盲点扩大；C. 与生理盲点相连的

弓形视野缺损；D. 与生理盲点相连的阶梯样视野缺陷

7　你了解验光吗

日常生活中，如果我们留心的话会发现，无论去医院还是到眼镜店配眼镜，都要进行验光。那么到底什么是验光？它的作用是什么呢？有时候医生会告诉我们验光前还需要散瞳，那么哪些情况下需要散瞳？散瞳会不会损害视力呢？满是数字和拉丁字母的验光处方是什么意思？下面就让我们一起来看看这些问题如何解答。

什么是验光

验光的定义是："医学验光是检查光线入射眼球后的聚集情况，以正视眼状态为标准，测出受检眼与正视眼间的聚散差异程度。"简而言之，验光就是看看你是

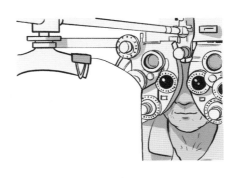

图 2-7-1　综合验光仪验光示意图

否有诸如近视、远视、散光等屈光不正的问题。验光按眼球是否处于调节静止状态分为散瞳验光及不散瞳验光（即小瞳验光）（图 2-7-1）。

验光是一个动态的临床诊断过程，不仅要使被检者通过矫正镜片看清物体，更重要的是为患者找到既能看清楚又使眼睛舒适

的矫正镜片。完整的验光过程包括 3 个阶段：初始阶段、精确阶段和终结阶段。

初始阶段，验光师通过收集患者屈光状态的基本资料，预测验光的可能结果。主要包括病史、常规眼部检查、角膜曲率计检查、电脑验光或检影验光、镜片度数测量等。

电脑验光采用红外线光源及自动雾视装置达到放松眼球调节的目的，采用光电技术及自动控制技术检查屈光度。操作简便，速度快，但缺点是可能引起误差，如近视度数偏高、远视度数偏低、散光轴差位。因此电脑验光只能供临床参考，不能直接作为配镜处方。

检影验光是指验光师通过检影镜将患者眼球内部照亮，观察从患者视网膜反射的光线经过眼球屈光介质后发生的变化，找到适宜的中和度数，是一种客观地测量眼球屈光状态的方法。

精确阶段，主要使用综合验光仪，观察患者对验光微小变化的主观反应，主要包括：①找到初步有效的球性校正度数；②确定柱镜的轴向和度数；③确定最后球镜度数。

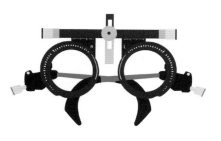

图 2-7-2　镜片矫正架示意图

终结阶段，主要包括双眼平衡和试镜架测试（图 2-7-2），为患者找到既能看清物体又使眼睛舒适的矫正镜片。

验光前是否需要散瞳

　　散瞳药物又称睫状肌麻痹剂，其目的是暂时麻痹支配睫状肌的副交感神经，使睫状肌的调节作用消失，可迫使视疲劳及眼紧张的患者调节处于休息状态，解除其主观症状，有利于获得更准确的验光结果。同时由于副交感神经麻痹，造成瞳孔散大亦有利于检查屈光介质与眼底。值得注意的是，在睫状肌麻痹的情况下，查出的屈光并不是生理性的，当晶状体恢复正常状态时，由睫状肌麻痹状态下查到的屈光异常，可能与一般的正常情况不相符合。因此每个病例都要进行缩瞳后的复查（图 2-7-3）。

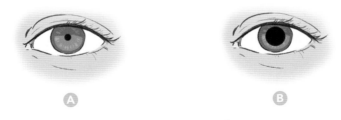

图 2-7-3　散瞳验光示意图

A. 为正常大小瞳孔；B. 为药物散大后的瞳孔

散瞳会不会损害视力呢

　　在排除青光眼等眼科禁忌证的情况下，散瞳不会损害视力，只会出现暂时的视近物不清、怕光等症状。散瞳根据散瞳药物不同分快速、中效以及慢速散瞳药。快速散瞳的药效时间为 6～8 小时，复验后配镜，散瞳时间短不影响正常的学习和生活。慢速散瞳药物（如 1% 阿托品眼用凝胶）睫状肌麻痹的恢复时间约为 3～4 周，需要在验光前 3 天用药，瞳孔恢复正常后复验及配镜。

散瞳药物的适用范围是怎样的

（1）16 岁以下的少年儿童，由于眼部调节能力较强，做远视眼的屈光检查时需要使用散瞳药物如阿托品。

（2）16 岁以上的青少年、青年可使用温和的散瞳药物。但以下情况，不需要散瞳：①不存在调节紧张的症状；②客观屈光检查与主观试镜结果一致；③调节集合的测定结果与患者年龄的正常范围相符合。

（3）40 岁以上的成年人随年龄增长睫状肌调节力不足，出现调节痉挛的情况少，因此通常不需要散瞳。但是在以下情况需要散瞳：①怀疑调节力过强；②检影的客观结果与患者主观需要的镜片不相符；③调节性紧张的症状明显存在，这些症状如果不用睫状肌麻痹剂彻底检查则无法了解其屈光状态；④瞳孔太小，屈光检查困难。

验光处方单应该怎样读

（1）OD 表示右眼，OS 表示左眼。

（2）"十"表示凸透镜片（远视眼用）；"一"表示凹透镜片（近视眼用）；"十"或"一"之后的阿拉伯数值就是镜片的屈光度，但需要注意的是眼镜处方上的屈光度和大家平时说的眼镜度数不一样，它们之间相差 100 倍，如—1.00D 相当于平时所说的 100 度。

（3）DS 表示球镜（近视和远视用），DC 表示柱镜（散光用）。

（4）在 DS 后面有一个"/"表示前面的球镜联合后面的柱镜，在 DC 后面有一个"×"，是将前面的散光度数和后面的散光镜轴度（有 1°～180°）分开；比如：—2.00DS/—1.00DC×60°，表示 200 度的近视镜联合 100 度的散光镜，散光的轴向度数为 60°。

（5）PD 表示双眼瞳孔间距离。

一天之中什么时候去配眼镜，度数最准确呢

答案是：早上。

验光配镜最好选在早晨，因为经过一夜的充分休息，眼睛得到彻底休息和放松。如果在用眼时间较长的时候配镜，睫状肌处于疲劳状态，验光结果可能不准确。

8 什么是眼底荧光素血管造影

什么是眼底荧光素血管造影

眼底荧光素血管造影术（fundus fluorescein angiography，FFA）是当前眼科诊断眼底疾病常用的、主要的检查方法之一，对眼底病的诊断、鉴别诊断、治疗选择、预后的推断都具有重要意义。荧光素钠是橙红色粉末，无气味，易溶于水，溶液呈黄红色。没有毒性，不会被吸收，也不参与代谢分解，但是会随血液循环至全身，因此会导致皮肤黄染。

将黄色荧光素注射入静脉之后，血液中的荧光素可将眼底中的血管清楚显示出，可通过照相把眼底血管的细节照下来，以分析是否有异常（图 2-8-1）。

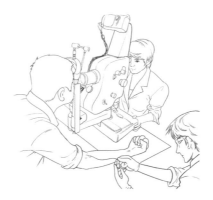

图 2-8-1 眼底荧光素血管造影术示意图

为什么要做眼底荧光素血管造影？可以检测哪些疾病（图 2-8-2）

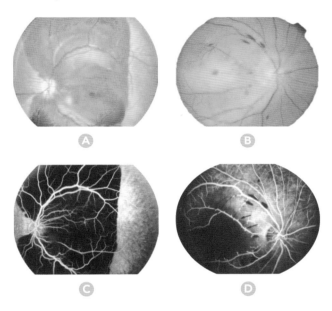

图 2-8-2 眼底彩色照相与眼底荧光素血管造影对比

A 和 B 为眼底彩照；C 和 D 为眼底荧光素血管造影检查

在眼底照片上观察不到的眼底血管异常可在荧光血管造影图中清晰显示，

如图中箭头所示

FFA 可以检测视网膜血管、灌注及眼底病变。

（1）了解视网膜血管的生理、病理变化。对于血管的各种形态学改变可以显像，如血管扩张充盈、迂曲、狭窄闭塞等。可以检查视网膜动脉硬化、高血压视网膜病变等。

（2）观察视网膜微循环灌注情况。包括视网膜中央动脉阻塞、视网膜中央静脉阻塞等。

（3）对眼底病进行诊断和鉴别。包括视盘水肿、视神经萎缩的鉴别诊断；脉络膜血管瘤、脉络膜骨瘤的诊断；视盘小凹及视盘玻璃膜疣的确诊等。

（4）辅助眼底病的激光治疗，观察疗效。

做眼底荧光素血管造影前需要准备什么？过程是怎样的（图 2-8-3）

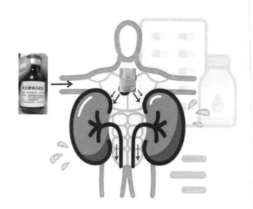

图 2-8-3　眼底荧光素血管造影剂荧光素钠在肾脏代谢并从尿液中排泄，因此 24 小时内尿液呈橘黄色或黄绿色属正常现象，检查后应多饮水

（1）详细地和医生沟通有无严重的过敏史，有无严重的心、肝、肾等疾病。

（2）常规进行眼部检查，查看屈光间质有无明显混浊，眼压是否正常，适不适合散瞳。

（3）造影前半小时双眼滴散瞳眼药水 1～2 滴，等待瞳孔直径散大达 8mm。

（4）进行荧光素钠过敏试验。

（5）注射荧光素钠：过敏试验无不适症状，经由肘静脉在 4～5s 内快速推入 20% 荧光素钠 3ml。

（6）拍摄：快速注入荧光素钠后，根据不同时间、不同部位拍摄需要的眼底图像。

哪些患者不适宜做眼底荧光素血管造影（图 2-8-4）

1. 因为眼底造影是坐位进行检查且保持头位固定不动，全身情况或局部情况不能坐位者，不适宜检查。

2. 原发性闭角型青光眼未进行手术治疗者，或不宜散大瞳孔的疾病者如曾植入虹膜夹型人工晶状体者。

3. 严重心血管和肝肾功能损害等全身性疾病。

4. 糖尿病患者需控制好空腹及餐后血糖，并由内分泌医生会诊排除禁忌的情况下方可检查。

5. 对荧光素过敏者。

6. 孕妇。

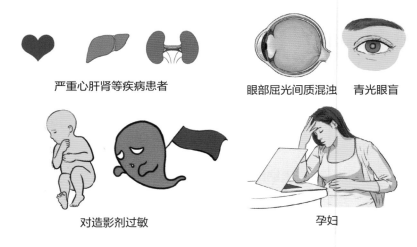

严重心肝肾等疾病患者　　　眼部屈光间质混浊　　青光眼盲

对造影剂过敏　　　　　　　　孕妇

图 2-8-4　不宜行眼底荧光素血管造影的人群

　　眼底荧光素血管造影为侵入性检查，因此在接受检查前，首先要详询病史，包括有无过敏史，排除全身的禁忌证如严重的心、肝、肾等不宜造影的疾病。其次询问有无青光眼病史等不宜散瞳的情况。造影前医生会与患者沟通注意事项，包括造影过程中若发生不适，应立即告诉检查医生，不要硬扛；注药后的十多秒时间可能出现一过性恶心。如有发生恶心现象，应立即进行深呼吸；尽可能睁大眼睛；造影过程不要说话；遇到打喷嚏等应扭头，避免唾沫污染镜头等。保持镇静合作。极少数患者可能会发生荧光素钠过敏反应。

　　造影室应备有血压计、听诊器、氧气筒、轻便手持复苏器、口腔通气道、静脉输液器及供静脉用液。急救用药如肾上腺素、抗组胺药、氨基茶碱、间羟胺、琥珀酸钠氢化可的松等针剂。

眼底荧光造影检查结束后要注意些什么

（1）检查结束后 6～12 小时内皮肤、球结膜发黄（图 2-8-5），24～36 小时内尿液呈橘黄色或黄绿色，是排出的造影剂，不要惊慌，建议多饮水，以助于造影剂排出。

（2）注射部位可能出现水肿、疼痛、充血等，一般数天内会消退。

（3）一些患者可能对荧光素钠过敏，一般荧光血管检查前会做皮试，若过敏则不能进行这项检查。

（4）由于荧光素钠通过血液循环到达全身，由肾脏主要代谢。因此严重的肝肾功能障碍患者、血糖和血压过高以及严重心功能不全等全身健康状态较差的患者也不能进行这项检查。

总之，在没有严重的全身情况以及排除对荧光素钠过敏的情况下，并不需要太过紧张，应保持放松的心情。

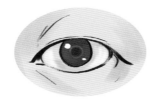

检查后可能出现的球结膜发黄

图 2-8-5　眼底荧光素血管造影后皮肤黏膜发黄

神奇的 OCT/OCTA 检查

什么是 OCT 检查

OCT（optical coherence tomography），相干光断层扫描，通俗来说就是一种眼部的 CT 检查，但与脑部、腹部等 CT 成像原理不同，它是使用激光光源针对眼底进行断层扫描的一项非接触式、非侵入式的检查，可清晰地显示视网膜和视盘的结构（图 2-9-1），目前还有特殊的前节 OCT，可以观察角膜、虹膜、晶状体等眼前段组织，并可进行准确测量获得相关数据。

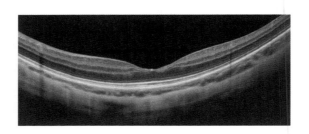

图 2-9-1　OCT 扫描图

为什么要做 OCT 检查

OCT 检查可以清晰地显示眼后段的结构，包括黄斑和视盘的形态特征、视网膜的层间结构、视网膜及其神经纤维层正常厚度变化，并准确测量相关数据，为医生进一步的诊疗提供依据。

哪些疾病要做 OCT 检查

广义上讲，所有的眼底疾病和眼前节疾病都适合做 OCT 检查，以下眼底疾病有做 OCT 的重要价值。

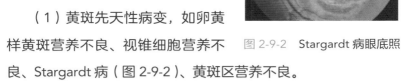

图 2-9-2　Stargardt 病眼底照

（1）黄斑先天性病变，如卵黄样黄斑营养不良、视锥细胞营养不良、Stargardt 病（图 2-9-2）、黄斑区营养不良。

（2）各种原发性或继发性黄斑区疾病，如黄斑裂孔（图 2-9-3）、黄斑前膜、黄斑水肿、年龄相关性黄斑病变、中心性浆液性脉络膜视网膜病变等。

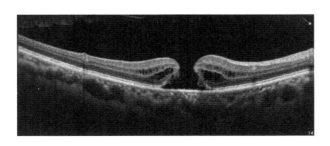

图 2-9-3　黄斑裂孔 OCT 扫描图

（3）视神经疾病。由神经纤维组成的视神经负责传送信号到大脑，OCT 可以帮助诊断视神经周围神经纤维和视网膜节细胞的改变，如由青光眼导致的神经纤维层变薄和节细胞的丢失等。

做 OCT 检查前需要准备什么？过程是怎样的

OCT 检查为非侵入性、非接触性检查，患者无需禁食，可以在不散瞳的情况下进行，但散瞳后检查效果更佳。检查时患者的下颌会被要求放在检查仪器的下颌托上，医生会根据情况调整下颌托的高低，根据要求嘱患者盯住检查镜筒中的小叉。在不接触眼睛的情况下，整个检查过程大约需要 5 ~ 10 分钟，做完检查后，医生会打印图像并根据检查结果书写检查报告。如果医生在检查前对患者进行了散瞳，检查后最好配戴墨镜，以避免日光刺激产生的不适感觉。

OCT 对人体有害吗

OCT 检查与脑部及腹部等 CT 成像原理不同，OCT 检查是通过不损伤眼底的激光光源进行成像，没有通过 X 线进行扫描，因此是安全的。

第一次就诊时已经做过 OCT，为什么治疗后还要再做，是不是重复检查

由于 OCT 无创、便捷的特点，医生通过比较治疗前后 OCT 的影像结果，可以更好地对治疗效果进行评价，有利于制订下一步的诊疗计划，不是重复检查。

哪些情况可能会影响 OCT 的检查结果

由于 OCT 依赖于光学成像，任何影响光学成像的眼疾（图 2-9-4）如角膜混浊、晶状体混浊、严重的玻璃体混浊等，都可造成成像的干扰。另外，不能固视的眼部疾病比如眼球震颤等，都影响成像的质量。

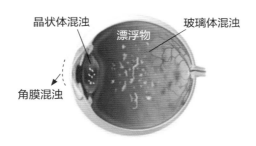

图 2-9-4 可能影响 OCT 成像的因素

10 什么是视野？视野缺损是怎么回事儿

什么是视野

当眼球不动，向前注视着一个目标时，用余光所能看见的空间范围就称为视野（图 2-10-1）。视野也称为周围视力（图 2-10-2），视力包括中心视力、周围视力、立体视力。只有当三种视力都符合生理要求时，才能算作视力正常。我们平时在医院或验光店查的视力只是中心视力，不能反映周围视力。

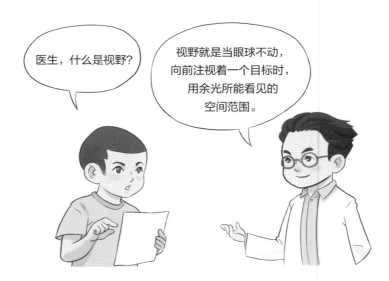

图 2-10-1 门诊患者咨询什么是视野

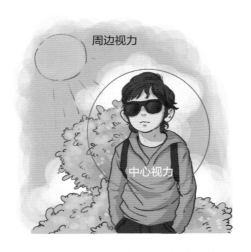

图 2-10-2 中心视力和周围视力示意图

如何检查视野

视野检查就是测定被检眼在一定的视觉范围内各特定点的视功能，通过检查视网膜不同点的光敏感度，来确定与正常敏感度的偏差。眼病可以引起视野中普遍或局部的视敏度下降甚至缺失。所以视野是眼科，特别是眼底病、青光眼病患者常常需要做的一种检查。

临床上常用的有动态与静态视野检查。动态视野检查，是利用运动着的视标测定相等灵敏度的各点，连成线称等视线，记录视野的周边轮廓。动态视野的优点是检查速度快，适用于周边视野的检查；缺点是对小的、旁中心相对暗点的发现率较低。临床上常用的动态视野计是 Goldmann 视野计，这个检查是由训练有素的技术人员通过控制移动目标来完成的。

　　静态检查则是测定某一子午线上各点的光灵敏度阈值，连成曲线以得出视野缺损的深度概念。目前利用电脑控制的自动视野计，可使定量静态视野检查更加快捷、规范。常用静态视野仪有 Humphrey 或 Octopus 视野计。目前国际推荐使用的是 Humphrey 视野计，由中央固定灯和旁侧视觉中的闪烁测试光标组成（图 2-10-3）。

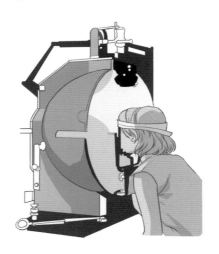

图 2-10-3　静态视野检查示意图

哪些因素会影响视野检查的准确性

　　视野检查属于心理物理学检查，检查者的主观感觉（如精神因素、理解力、视疲劳等）、生理因素（如瞳孔大小、患眼的屈光状态等）、仪器方面的因素（如背景光以及视标的不同等），以及其他因素（如操作员对仪器掌握程度的不同）等都可以影响检查结果的准确性。

当我们要去做视野检查，需要注意什么呢

测试时，重要的是要把注意力集中在中心的注视灯上，当眼睛的余光感觉到闪烁的测试光标时按下按钮。检查时不可移动眼睛跟踪或寻找闪烁的灯光，它会降低测试的可靠性。进行测试前不要滴散瞳或者缩瞳的眼药水，有屈光不正的患者应该配戴矫正眼镜。

正常视野范围

正常人动态视野的平均值约为：上方 56°、下方 74°、鼻侧 65°、颞侧 90°（即颞侧＞下方＞鼻侧＞上方）。生理盲点的中心在注视点颞侧 15.5°、垂直直径 7.5°、横径 5.5°（图 2-10-4）。

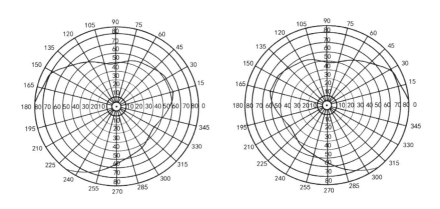

图 2-10-4　正常视野示意图

异常视野（可见示意图）

（1）向心性缩小：常见于视网膜色素变性、球后视神经炎等（图 2-10-5）。

（2）偏盲：对于视路疾病的诊断尤为重要。可分为同侧偏盲（视交叉以后的病变）和颞侧偏盲（视交叉病变）（图 2-10-6）。

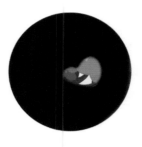

图 2-10-5　视野向心性缩小示意图

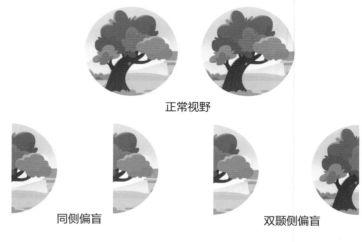

正常视野

同侧偏盲　　　　　　　双颞侧偏盲

图 2-10-6　偏盲示意图

（3）扇形视野缺损：可见于前部缺血性视神经病变等（图 2-10-7）。

（4）暗点：中心暗点（如老年性黄斑变性），弓形暗点（如青光眼），环形暗点（青光眼、视网膜色素变性等）（图 2-10-8）。

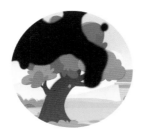 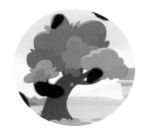

图 2-10-7　扇形视野　　　图 2-10-8　暗点视野

缺损示意图　　　　　　　缺损示意图

　　另外还有一种简单的视野检查法——阿姆斯勒方格表检查法，详细内容请参阅（阿姆斯勒方格表——一个检查黄斑病变简单而且重要的方法）。

　　拥有正常视野对于我们日常的生活、工作及学习非常重要。视野变窄的人因为无法观察到周边的情况，不应该驾驶交通工具，以避免造成交通事故。视野缩小严重的患者，甚至生活不能自理。更应值得注意的是，一些患者（如视网膜色素变性、青光眼）在疾病的早期阶段，视野已经在不知不觉中缩小了。这是由于双眼视野有部分重叠，好于单眼，因而日常生活中患者很难察觉，只有通过视野检查才能发现。当这些疾病发展到晚期，就只能看到一个很小、圆筒形的范围（医学上称为管状视野），而目前的医疗手段很难使受损的视野及视力再恢复至正常。因此，早期视野检测与监控对于眼底、青光眼、视神经等疾病的诊断、病情的随诊和指导治疗等方面都具有很重要的意义。

什么是 RAPD？如何检查？有什么临床意义

什么是 RAPD

RAPD（relative afferent pupillary defect），中文为相对性瞳孔传入障碍。RAPD 是眼科排除视神经病变的一种常规检查，根据双眼光线传入强度的不对称，评价传入性、传出性的视觉通路的异常，也可对病变的进程或临床治疗效果进行评估（图 2-11-1）。

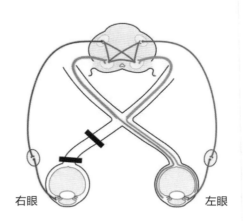

右眼　　　　　　　　　　左眼

图 2-11-1　瞳孔反射通路

瞳孔的光反射

　　当光线照射眼睛时会引起瞳孔缩小，发生光反射，分为直接对光反射和间接对光反射。当光照射一侧眼睛，引起被照眼瞳孔缩小时称为直接对光反射，而当光照射引起对侧眼的瞳孔缩小时称为间接对光反射。

如何检查 RAPD

　　交替性光照法为临床中最常用的检查方法。具体方法为：让患者在暗室适应 5min，检查患者双侧瞳孔大小是否等大，光源从正前方或者稍下处，距眼 3～5cm，每眼照射 1s，然后迅速移至另眼，并交替移动。光照后瞳孔缩小眼为 RAPD 阴性眼；光照后瞳孔扩大眼（即患眼）为 RAPD 阳性眼（图 2-11-2）。

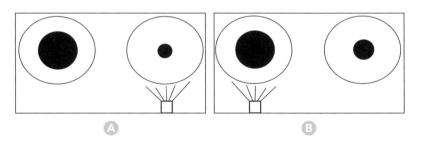

图 2-11-2　RAPD 示意图

A. 光照后瞳孔缩小为 RAPD 阴性眼（正常）；

B. 光照后瞳孔扩大为 RAPD 阳性眼（不正常）

RAPD 阳性有怎样的临床意义

（1）视神经病变：包括脱髓鞘视神经炎、缺血性视神经病变、晚期青光眼、外伤性视神经病变、视神经肿瘤等，均可以导致 RAPD 阳性。

（2）视网膜疾病：严重的视网膜疾病如视网膜中央动脉阻塞，可表现为 RAPD 阳性。

（3）其他原因：如眼眶内占位、脑血管疾病等，也可引起 RAPD 阳性。

第三章

您了解这些形形色色的眼底疾病吗

警惕这一类眼病，它们会夺走患者的视力

在之前的文章中，我们已经了解眼睛的成像原理，眼睛像台精密的照相机，角膜和晶状体是镜头，瞳孔和虹膜是光圈，视网膜位于眼球壁的最内侧，是感光底片，黄斑是视网膜最重要的一部分，80%的视力来自黄斑。一旦视网膜出现问题，人眼就像没了底片的相机，会部分或完全失去成像的功能（图3-1-1）。

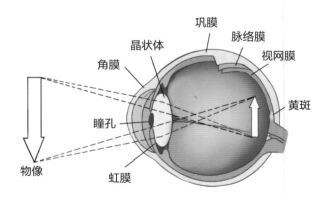

图 3-1-1　眼睛的成像原理

进入大脑的信息 80%～90%来自眼睛。如果失去视力，生活将会怎样？

近年研究表明，有很多眼科疾病都与血管内皮细胞生长因子（VEGF）密切相关。

在很多眼科疾病的发生发展中，VEGF 是关键因子，它的异常升高导致了疾病的进一步恶化。这类眼病的特点是致盲率高，希望大家能通过这篇文章了解到这些疾病的特点，以便早诊早治，少受其害。

（1）年龄相关性黄斑病变。

（2）糖尿病性视网膜病变。

（3）视网膜静脉阻塞。

（4）病理性近视。

（5）新生血管性青光眼。

面对以上眼病，您该怎么办

（1）早发现

1）每年进行 1 次全面的眼科检查（包括眼底检查）。

2）眼底检查如果怀疑有相关疾病，可能还需要进一步检查，如眼底荧光素血管造影、OCT 检查。

3）视力异常或下降不要大意，及时就诊。

（2）早治疗

一旦确诊，按照医生要求治疗和复查，及时、有效的治疗可以延缓视力恶化，有的还有可能提高视力。

（3）控制危险因素

1）戒烟，清淡饮食，适量运动。

2）控制"三高"，血糖、血压和血脂要达标，按照医生要求按时服药，定期检测。

3）户外活动时使用遮光用品：如遮阳伞、遮阳帽、医用遮光眼镜。

2　眼卒中是怎么回事

大家都非常熟悉脑卒中，那眼睛会不会发生卒中呢？

眼卒中，顾名思义，即眼睛的血管堵塞了，根据堵塞血管的类型不同可分类如下。

（1）缺血性眼卒中：视网膜中央或分支动脉阻塞。

（2）出血性眼卒中：视网膜中央或分支静脉阻塞。

（3）慢性缺血性眼卒中：眼缺血综合征（图 3-2-1）。

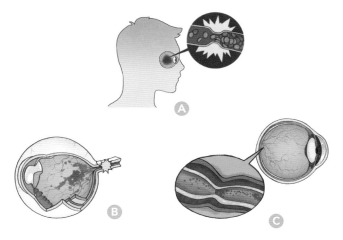

图 3-2-1　眼卒中

A. 血管阻塞后可发生眼卒中；B. 出血性眼卒中；C. 缺血性眼卒中

漫谈缺血性眼卒中——视网膜中央或分支动脉阻塞

当你毫无征兆地突然眼前漆黑一片，也许不是因为屋里的电线跳闸了，而是你眼睛里的血管"短路"了。下面带大家了解一个可怕的眼科急症——缺血性眼卒中（图 3-3-1）！

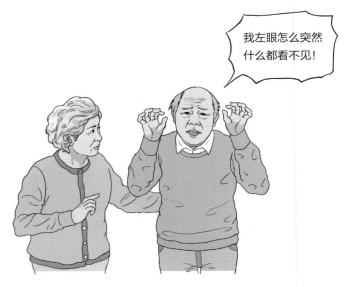

图 3-3-1　缺血性眼卒中患者临床表现

什么是缺血性眼卒中

缺血性眼卒中是脑卒中的近亲，是夺人视力于无形的狠角色。缺血性眼卒中还有一个名字叫视网膜中央动脉阻塞，顾名思义，即视网膜中央动脉因为各种原因堵住了。视网膜中央动脉是为视网膜供血、供氧的"黄金干道"，一旦堵住了，视网膜细胞会因为急性缺血、缺氧而坏死，人的视力会迅速不可逆下降，造成永久性损伤。缺血性眼卒中的可怕之处在于其可以迅速而永久地夺走人的视力。

缺血性眼卒中有哪些临床表现

如果你突然一只眼或两只眼同时看不见，虽几分钟后可以缓解，但反复发作数次后视力急剧下降，降至指数或手动，仅能看到周围有限范围时，就应该警惕视网膜中央动脉阻塞！

缺血性眼卒中如何急救

（1）争分夺秒，立即就诊：由于视网膜中央动脉阻塞，直接造成视网膜组织血供阻断，视网膜组织严重受损，患者视力急剧下降，是眼科的最严重的致盲急症之一。所以发现看不见了，应该在半小时内到眼科急诊就诊，诊断明确后，立即采用药物治疗，这样视力才有恢复的可能性（图 3-3-2）。

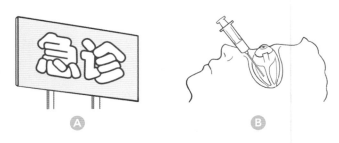

图 3-3-2　缺血性眼卒中急救

A. 发现症状后立即就诊；B. 在医院行球后激素注射治疗

（2）平稳降血压、扩血管：吸入亚硝酸异戊酯或舌下含服硝酸甘油，全身使用扩张血管药物（图 3-3-3）。

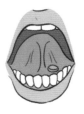

图 3-3-3　舌下含服硝酸甘油示意图

（3）按摩眼球：可通过按摩眼球（用手指持续压住眼球10 ～ 15 秒后，突然松开手指，可重复 20 分钟），扩张视网膜血管，降低眼内压（图 3-3-4）。

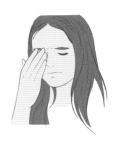

图 3-3-4　按摩眼球示意图

（4）前房穿刺：应及早行前房穿刺，降低眼内压，最大限度挽救患者视力（图 3-3-5）。

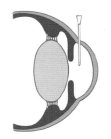

图 3-3-5　前房穿刺示意图

缺血性眼卒中治疗应争分夺秒恢复视网膜血液循环，并积极扩张血管缓解血管痉挛。配合吸氧以及控制高血压、糖尿病、高血脂、禁烟。大家一定要记住，视网膜中央动脉阻塞早发现早治疗才能保住视力。

4 **再谈出血性眼卒中——视网膜静脉阻塞**

血液在我们体内如何流动

我们全身的血液供应从心脏射出，在循环系统（包括动脉、静脉以及毛细血管）形成的网络中流动，动脉如同供水管道，动脉血富含氧气和养料，静脉则如同排水管道，源源不断地将机体产生的废物运输直至排出体外。若管道堵了，会出现灌注不足和／或渗漏（缺血或出血），我们把眼睛里视网膜的"排水管道"堵了称为视网膜静脉阻塞（retinal vein occlusion，RVO）（图 3-4-1）。

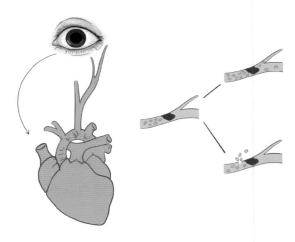

图 3-4-1　眼睛的静脉血液回流及血管阻塞示意图

什么人容易发生视网膜静脉阻塞

罹患 RVO 的患者多为老年人，最常见的原因是高血压（图 3-4-2），此外还有部分青壮年主要是由于感染或免疫因素引起的静脉血管炎症等。由于解剖因素，某些动静脉交叉处，动脉壁的硬化及增厚可能会压迫静脉，血流淤滞导致静脉引流区域的视网膜缺氧，从而加重血管内皮损伤、血栓形成及血液成分外渗等，最终形成视网膜水肿及出血。

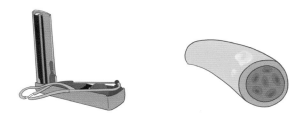

图 3-4-2　高血压及动脉粥样硬化示意图

视网膜静脉阻塞分类及临床表现

RVO 根据累及的血管可以分为视网膜中央静脉阻塞（central retinal vein occlusion，CRVO）和视网膜分支静脉阻塞（branch retinal vein occlusion，BRVO）；根据临床表现和眼底荧光素血管造影检查可分为非缺血型和缺血型。虽然缺血型占的比例较少，但容易继发新生血管，患者视力预后极差，因此绝不可轻视，患者应积极配合医生，进行眼部规范治疗，定期复查。一部分非缺血型患者可转变为缺血型，总之，当患者发现视力突然下降时应及时就诊。

CRVO 未经治疗可继发两种严重并发症，一是视网膜血管阻塞，由于视网膜缺血、缺氧而代偿产生的新生血管发生破裂，导致玻璃体积血和新生血管性青光眼；二是继发黄斑水肿，两者都是导致视力严重下降的重要原因。值得一提的是，罹患开角型青光眼的患者中 10%～50% 会发生 CRVO，且多为双眼发病，所以在关注患眼的同时，也需定期检查对侧眼底，以期早发现、早治疗。

BRVO 临床表现一般比 CRVO 轻，但视力也有不同程度的下降。也是需要积极治疗，避免视力进一步下降以及严重并发症的产生。

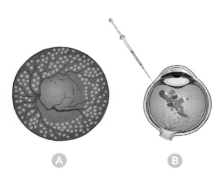

图 3-4-3　RVO 治疗

A. 全视网膜激光光凝术；

B. 玻璃体腔内注射抗新生血管药物

视网膜静脉阻塞如何治疗

RVO 的治疗主要在于积极寻找病因，治疗原发病，同时防治眼部并发症。并发黄斑水肿时，治疗手段主要包括玻璃体腔注射激素或抗 VEGF 药物。一经发现虹膜红变（长新生血管）后，应考虑抗 VEGF 治疗及尽快实施全视网膜光凝，防止新生血管进展（图 3-4-3）。

5 什么是慢性缺血性眼卒中 ——谈谈眼缺血综合征

来医院看病的老王，最近一段时间视力缓慢下降，某日老王看报时突然看不到了。经过一系列检查，医生诊断老王患了眼缺血综合征。眼缺血综合征是一类慢性进行性眼病，眼动脉是为眼部供血的主要

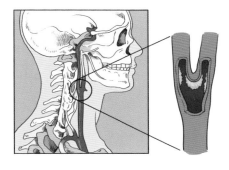

图 3-5-1　颈内动脉、颈总动脉狭窄或阻塞示意图

血管，其上游血管——颈内动脉、颈总动脉狭窄或堵塞会导致眼动脉低灌注，进而产生一系列脑部和眼部症状（图 3-5-1）。

眼缺血综合征有哪些临床表现

眼缺血综合征患者早期视力下降不明显，常于数周或数个月内视力缓慢下降。早期典型症状为暂时性同侧黑矇或合并对侧偏瘫。部分眼缺血综合征患者伴有眼部及眼周疼痛。病情进展为新生血管性青光眼可引发视神经损害，导致患者视力显著下降。

需要做哪些临床检查（图 3-5-2）

（1）颈内动脉造影或其他颈动脉影像学检查可显示眼动脉的灌注情况，眼缺血综合征患者应进行全面的颈动脉系统检查。

（2）眼底荧光素血管造影是目前诊断眼缺血综合征的金标准和重要检查手段，配合吲哚菁绿血管造影可充分观察眼底血管的灌注情况。

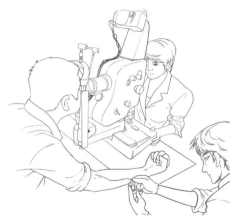

图 3-5-2　眼底荧光素血管造影检查示意图

（3）OCT 血管成像能够分层检查视网膜血管的血供情况，且无需注射造影剂，可根据临床需要多次重复检测，是便利、有效的检查手段（图 3-5-3）。

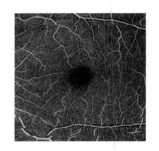

图 3-5-3　视网膜 OCT 血管成像图像

如何治疗眼缺血综合征

眼缺血综合征应对症、对因进行综合治疗，通过抗青光眼手术、全视网膜激光光凝术、眼内注射抗新生血管药物治疗眼部症状。早期使用抗凝剂，行颈动脉内膜切除术可从源头改善眼动脉血供（图 3-5-4，图 3-5-5）。

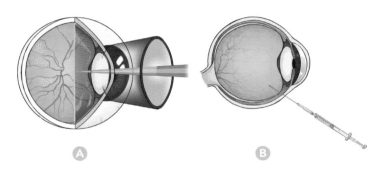

图 3-5-4　眼缺血综合征治疗

A. 视网膜激光光凝术示意图；B. 眼内注射抗新生血管药物示意图

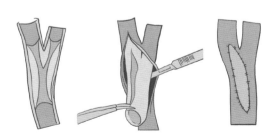

图 3-5-5　颈动脉内膜切除术示意图

为什么会发生玻璃体液化脱离

眼内的玻璃体具有什么功能

人类的眼球大部分由液体填充。很久以前，眼科医生发现眼球破裂的患者眼内会流出鸡蛋清样凝胶状的液体，当时认为这种液体不仅不可再生，而且是眼内存在的唯一液体。随后，眼科医生发现眼前部流出的液体是

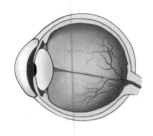

图 3-6-1　眼球剖面图

水样的，不仅可以再生，而且可在眼内进行循环。随着对眼球结构的不断再认识，科学家们发现晶状体和虹膜将眼球内部分成前后两个腔隙，其中后部位于晶状体和视网膜之间的腔隙称为玻璃体腔，占眼球总容积的 4/5，腔内含有像鸡蛋清样的胶冻样、黏弹性的物质称为玻璃体。而前部位于角膜与晶状体之间的腔隙称为前房，其内清亮可循环的液体称为房水（图 3-6-1）。

玻璃体具有重要的生理功能，有维持眼球形状（支撑作用）、缓解外冲力及抗震的作用。同时，玻璃体也是眼球屈光系统的重要组成部分，具有透明、折射率约为 1.336 等理化性质，可以保证光线高质量地投射到视网膜，而不会发生散射。

玻璃体主要是由水和少量的胶原及透明质酸组成，其中还含有少量巨噬细胞。玻璃体中的透明质酸附着在胶原纤维上，结合大

量水分子，因此呈现凝胶状态。由于玻璃体具有渗透性，在发生外伤或眼内炎症时，可出现大量炎症细胞的聚集，导致玻璃体混浊。

为什么会发生玻璃体液化脱离（图 3-6-2）

正常人也会发生玻璃体混浊。玻璃体在人出生时呈凝胶状，随着年龄增长，玻璃体的性质特别是组成成分会发生缓慢变化。玻璃体中的胶原纤维是被负电荷分开的，这些电荷随着年龄增长会逐渐减少，从而导致胶原纤维聚集，凝胶液化成簇，自由漂浮在玻璃体中，最终出现小蚊子样物体在眼前飞舞的症状。

早在儿童时期，玻璃体就开始出现液化的迹象；中年以后，胶原纤维排列变性，胶原支架结构逐渐塌陷，水分子析出，凝胶状的玻璃体逐渐脱水、收缩、液化。进入老年后，玻璃体会进一步液化，一旦液化的玻璃体进入玻璃体皮质和视网膜之间的玻璃体下间隙，眼球运动会使部分玻璃体皮质从视网膜上剥离，逐渐导致玻璃体与视网膜的分离，称为玻璃体后脱离。

玻璃体后脱离主要随着年龄的增长而呈现多发趋势，50 岁以上人群发生率约为 58%，65 岁以上人群发生率为 65% ～ 75%，且女性多于男性。此外，玻璃体后脱离也多见于高度近视眼患者，也可继发于外伤、玻璃体炎症、出血等疾病。

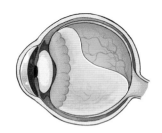

图 3-6-2　玻璃体后脱离示意图

玻璃体后脱离的患者需要注意什么

有些中老年患者就诊时告诉医生，自己眼前时不时会闪光，有小蚊子状物在眼前飞舞，但是视力没受影响。大多数情况下，医生结合眼科检查告诉患者可能是由于年龄增长、高度近视等因素，发生了玻璃体后脱离。

发生玻璃体后脱离的患者会有哪些不舒服的感觉

在发生玻璃体后脱离的过程中，患者常会感到眼前有不同形状的漂浮物，如小蚊子或小黑点、细线等，尤其是注视白色墙壁时更为明显，这些漂浮物往往随着眼球的运动变换位置。还有一些患者可在光线昏暗时感到眼前一过性闪光感。这些症状往往会给患者带来不同程度的精神困扰，检查患者的眼底，可以发现其视盘前方悬浮一个或多个分散的灰黑色的玻璃体混浊物，随眼球运动而飘动。在玻璃体后脱离的过程中，有可能会因脱离的玻璃体牵拉盘周的小血管引起小血管破裂而导致玻璃体少量积血，患者眼前会有烟雾状的感觉（图 3-7-1）。

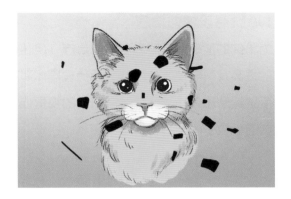

图 3-7-1　玻璃体后脱离患者视野特点

发生玻璃体后脱离会导致什么

（1）玻璃体后脱离不仅会影响患者的生活质量，有症状的玻璃体后脱离还可能会引发其他眼底问题，如视网膜裂孔、视网膜脱离、视网膜周边或视盘边缘出血等。

（2）少数突然发生的玻璃体后脱离（急性玻璃体后脱离）患者可并发视网膜裂孔，一旦就诊发现急性视网膜裂孔，须尽快接受激光或冷凝治疗，以防进一步发生视网膜脱离。

（3）当出现眼前漂浮感或闪光感加重、持续的眼前遮挡感时，患者应立即就诊，警惕视网膜脱离的发生。有轻度玻璃体积血或周边视网膜点状出血的患者，也应定期复查，观察病情变化。

发生玻璃体后脱离该如何治疗

以往认为单纯的玻璃体后脱离不需要治疗，但随着患者对生活品质要求的提高及科学技术的发展，现代玻璃体消融术的开展可以一定程度上缓解患者玻璃体后脱离引起的视觉症状，安全无痛地打散眼前的小蚊子（图 3-7-2）。

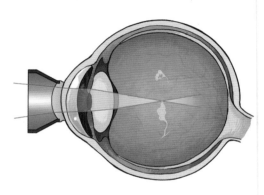

图 3-7-2　玻璃体消融术示意图

8　视网膜出血会不会"跑"到玻璃体中

门诊有时会碰到一些糖尿病患者焦急地询问："医生，我的眼睛在冒烟，眼前被红玻璃片挡住了，这是怎么回事呢？"那么，眼睛为什么会"冒烟"，眼前的红又是什么呢？这种情况往往是发生了玻璃体积血。

玻璃体位于晶状体和视网膜之间，占眼球总容积的 4/5，呈凝胶状，具有流动性，起到支撑、减震等作用。玻璃体内没有血管，本身不会发生出血。玻璃体积血往往是由于位于玻璃体后面的视网膜血管破裂，发生了大出血，流入玻璃体内导致的。那么，什么情况下会发生玻璃体积血呢？眼部或全身疾病都可以导致玻璃体积血，常见疾病包括视网膜血管性疾病（如糖尿病性视网膜病变、视网膜静脉阻塞、视网膜静脉周围炎、年龄相关性黄斑变性等）以及玻璃体后脱离、视网膜裂孔、视网膜脱离、眼内肿瘤、视网膜血管瘤、眼外伤等，"三高"人群更容易发生玻璃体积血（图 3-8-1）。

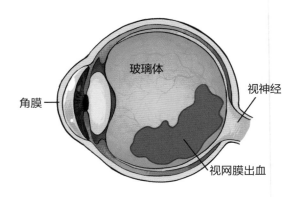

图 3-8-1   玻璃体积血示意图

当发生玻璃体积血时，患者可突然出现无痛性视力下降，自
觉眼前黑点、蜘蛛网或烟雾飘动，或有红色遮挡，反复出血的患
者可自觉"冒烟"。此时，患者应尽快就诊。医生需要仔细询问
患者的眼病及全身疾病史、外伤史，进行全面的眼科检查，包括
裂隙灯检查和眼压测量，同时要散瞳详细检查视网膜是否存在病
变。如果玻璃体积血浓厚，则需要进行眼部超声波检查除外是否
合并视网膜脱离、视网膜裂孔或眼内肿瘤等，以找出玻璃体积血
的真正原因。

对于玻璃体积血的治疗，医生会根据病因及病情给予不同的建议。有些患者没有上面提到的眼病或全身疾病，积血浓厚无法看清眼底，另一只眼无异常，这种情况可以密切观察，暂时药物保守治疗。有些患者积血很少，保守治疗一般可慢慢吸收减少，往往不需要过于担心。如果有些患者玻璃体积血合并了视网膜脱离或视网膜裂孔、虹膜新生血管或者积血持续超过 3 ~ 6 个月等，这些情况下往往需要手术切除玻璃体以清除积血。

糖尿病性视网膜病变的患者易发生玻璃体积血，对于这类病变所致的玻璃体积血，应把握时机尽早手术，以使患者获得较好的视力。过长时间等待积血吸收将会导致眼底纤维增生，这时再行手术效果往往不尽如人意。有些患者在手术前一周内医生会建议进行一次眼内玻璃体腔注药（抗 VEGF 药物），可以有效抑制再出血，减少术中及术后并发症。

因此，我们应该高度关注玻璃体积血，把握治疗时机，最大限度地挽救患者视力。

长在视网膜上的"牛眼"，谈谈 Stargardt 病

前面我们谈到老年人会得的老年性黄斑变性，那么，小孩的黄斑会发生病变吗？答案是也有可能。有一种双眼对称性、遗传性，发生在年轻人眼部的黄斑变性，由 Stargardt 发现，因而命名为 Stargardt 病。

什么是 Stargardt 病

Stargardt 病是一种常染色体隐性遗传病，最常见的致病基因为 *ABCA4*，多在 10～20 岁发病，表现为双眼对称性、渐进性视力下降，患儿多为中心性视力受损，周边视力可保留。Stargardt 病患者眼底常表现为黄斑区的椭圆形萎缩性损害合并周围视网膜黄色斑点沉着，很像是"牛眼"，亦称为"牛眼征"（图 3-9-1）。

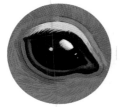
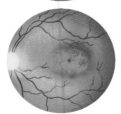

图 3-9-1 "牛眼征"示意图

疾病如何发展

其病程可分成初期、进行期、晚期 3 个阶段。

（1）初期：主要是自觉中心视力下降，眼底荧光素血管造

影、自发荧光有助于对早期 Stargardt 病进行诊断。

（2）进行期：眼底有明显的"牛眼征"。随着年龄增长，病情进一步加重。

（3）晚期：脉络膜血管萎缩，可造成永久性视力丧失。

诊断及随访需要做的检查

基因检测可以明确致病基因，眼底荧光素血管造影、自发荧光有助于 Stargardt 病早期诊断，而视觉电生理检查对 Stargardt 病的诊断、病程演进及预后判断有重要的参考价值。此外，还可以通过微视野检查、相干光断层扫描（OCT）等检查进一步了解疾病的发展。

如何治疗

在现有阶段尚无有效的治疗方法，但以下治疗在不久的将来可能会成为现实。

（1）基因替代治疗：目前针对 ABCA4 基因突变引起的 Stargardt 病的治疗已经进入 I/II 期临床试验阶段，其主要是通过将携带正常 ABCA4 基因的载体注射到视网膜下，从而使 ABCA4 基因发挥正常生理功能，减少代谢产物的堆积以及对感光细胞的毒性作用。

（2）干细胞治疗。

（3）药物治疗。

相信在不久的将来会给 Stargardt 病患者带来希望的曙光！

10 眼睛里面长蛋黄？谈谈卵黄样黄斑营养不良

什么是卵黄样黄斑营养不良

这类疾病眼底最特征性的改变为视网膜上有"蛋黄"类的物质。是由 Adams 于 1883 年首次发现，1905 年 Best 报告 1 个家系中有 8 名成员患卵黄样黄斑营养不良（vitelliform macular dystrophy，VMD），所以本病又称 Best 病。是一种常染色体显性遗传病，属黄斑营养不良性疾病。该病世界各地均有报道，并非罕见疾病，发病率为 1/16 500 至 1/21 000。

Best 发病隐匿，病程缓慢，患者很容易忽视，典型的眼底改变为双眼黄斑区对称性卵黄色圆形病灶改变（像两个鸡蛋黄），故因此得名。常常在 3~15 岁发病。

Best 病的病因

病因不是十分清楚，是一种常染色体显性遗传病，有明确的家族史，但也有常染色体隐性或性连锁遗传的病例报告。主要由 *Best1* 基因（VMD2）突变引起，*PRPH2*，*IMPG1*，*IMPG2* 基因突变也可以引起 Best 病。*Best1* 基因定位于常染色体 11q13，编码视网膜色素上皮层（RPE）表达的 bestrophin-1 蛋白，目前已发现 300 多种与 Best 病相关的 *Best1* 基因突变。近年来，通过组织病理学发现，在色素上皮层与 Bruch 膜之间可见积聚的卵黄样物质，因此，Best 病可能与酶的代谢异常有关。

Best 病的临床表现与分期

病变早期视力可无改变，进展到后期视力明显下降，并出现中心视野暗点，眼电图检查（EOG）可表现为明显的光峰与暗谷比值（Arden 比）下降，但视网膜电图正常，呈反常的离异现象。

Mohler 和 Fine 根据病情的发展过程，将 Best 病分为五期（图 3-10-1）。

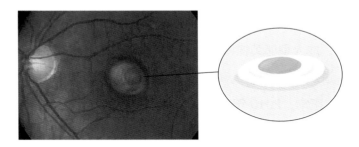

图 3-10-1　Best 病眼底黄斑区卵黄色圆形病灶改变示意图

（1）0 期：黄斑区表现相对正常，EOG 异常（Arden 比下降）。

（2）Ⅰ期：黄斑区视网膜色素上皮层（RPE）轻度异常。

（3）Ⅱ期：黄斑区呈典型卵黄样病损，双眼对称，病灶大小为 0.5 ~ 3PD（Ⅱa 期），继续发展，可变为"煎鸡蛋"样外观（Ⅱb 期）。

（4）Ⅲ期：黄斑区"假性前房积脓"样外观，病变可有液平面。

（5）Ⅳ期：并发 RPE 萎缩（Ⅳa 期），瘢痕（Ⅳb 期）或脉络膜新生血管（CNV）形成（Ⅳc 期）。

成人也可见到类似疾病

值得注意的是，成年人也可发病，通常累及 30 ~ 50 岁成年人，43 年前由 Gass 首次提出成人型卵黄样黄斑营养不良（adult-onset foveomacular vitelliform dystrophy，AOFVD），是一种较少见的黄斑部疾病，其黄斑区病变范围一般较少年型略小，通常小于 1PD，边界清楚。通常与 PRPH2，IMPG1，IMPG2 基因突变相关。成人型卵黄样黄斑营养不良临床表现与少年型类似，发病晚，进展也相对缓慢。自发荧光检查高荧光表现，大多数患者的 EOG 正常。2010 年王光璐教授对 9 例成年型卵黄样黄斑营养不良患者的回顾性分析，眼底并未出现类似少年型晚期破裂分层、假性积脓或视网膜脱离的表现。

如何判断自己是否得了 Best 病（图 3-10-2）

（1）眼底的典型表现：可见黄斑区呈蛋黄样物的沉积。

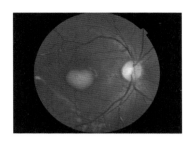

图 3-10-2 Best 病典型的眼底照片，可见黄斑区呈蛋黄样物的沉积

（2）进行眼底荧光素血管造影检查。

（3）电生理检查：进行视网膜电图、眼电图检查。通常认为 Arden 比低于 1.55 是诊断 BVMD 的必要条件，这一异常在无症状携带者中也经常发现（图 3-10-3）。

（4）色觉：早期一般正常，可有红绿色弱或全色弱。

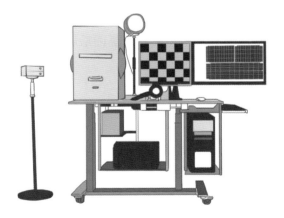

图 3-10-3 电生理检查示意图

（5）视野：一般正常或有相对性中心暗点。阿姆斯勒方格表可发现患者是否有视物变形（图 3-10-4）。

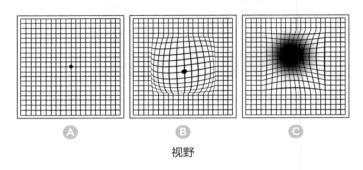

视野

图 3-10-4　阿姆斯勒方格表检查示意图

A. 阿姆斯勒方格表的正常显示；B. 湿性 AMD 患者视物变形；

C. 视野的中心暗点

（6）以上检测方法对辅助诊断 Best 病有重要价值。但是，Best 病临床表现呈现高度多样性，基因检测是目前诊断 Best 病最可靠的依据。

如何治疗

Best 病目前尚无有效治疗方法。疾病为明确的基因突变所引起，因此基因治疗成为具有前景的治疗方式。那么，是不是得了 Best 病就不需要管了？反正也没有治疗方法，这种态度是错误的。Best 病会继发或伴发一些眼部疾病，如脉络膜新生血管（CNV）、青光眼等。因此要定期随访，出现并发症时，要及时对症治疗。

11 老年性黄斑变性是怎么回事

年代久远的老屋窗上会堆积上各种灰尘与污渍，从窗内望出去，视线总会被这些污渍遮挡。人的眼睛亦是如此，随着年龄增大，视细胞和视网膜色素上皮细胞也会因为代谢物质异常堆积而影响视网膜正常的生理以及成像功能，导致视野遮挡、视力下降。年龄相关性黄斑变性（也称为老年性黄斑变性）就是这样一类疾病（图 3-11-1）。

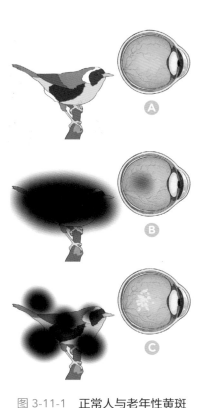

图 3-11-1　正常人与老年性黄斑变性患者看到的世界

A. 正常人看到的世界；B. 湿性老年黄斑变性患者看到的世界；C. 干性老年黄斑变性患者看到的世界

老年性黄斑变性是如何损害中老年人的视力的呢？它又分为哪几类

由于年龄增长、遗传因素、阳光照射等原因，导致视网膜与脉络膜之间堆积了代谢废物甚至长入新生血管。这些异常物质夹杂在正常的视网膜结构中，导致视网膜正常的生理功能和成像功能受损，进而影响患者视力（图 3-11-2）。

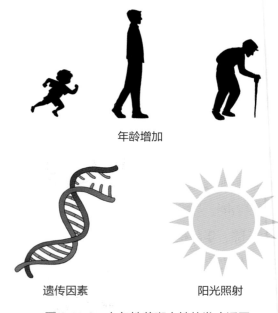

年龄增加

遗传因素　　　　　　　　　　阳光照射

图 3-11-2　老年性黄斑变性的发病诱因

老年性黄斑变性的分类

老年性黄斑变性根据眼底是否有出血、渗出和水肿分为干性老年性黄斑变性和湿性老年性黄斑变性。这两种老年性黄斑变性的临床表现、预后、治疗方式均不尽相同。后续章节将分别介绍干性和湿性两种老年性黄斑变性的临床表现和治疗方式。

12 什么是干性老年性黄斑变性

干性老年性黄斑变性又称非渗出性老年性黄斑变性，是随着年龄增长，眼底视网膜和脉络膜之间出现了代谢废物堆积，这些异常的代谢废物影响了视网膜色素上皮细胞的正常生理功能，继而导致视细胞功能障碍，引起患者视力下降（图 3-12-1）。

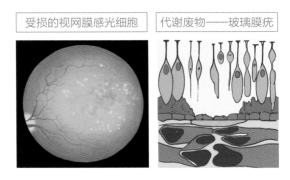

图 3-12-1　干性老年性黄斑变性病变示意图

干性老年性黄斑变性有什么临床表现

干性老年性黄斑变性患者双眼一般同时发病，早期通常没有任何症状，视力下降缓慢，随着病情进展，视网膜脉络膜萎缩一旦累及黄斑中心凹，视力会明显减退。患者应密切关注自己的视力变化，如视力下降迅速，应警惕为老年性黄斑变性，需及时就医。

干性老年性黄斑变性的简易自查法

干性老年性黄斑变性虽然发病隐匿，但有一种非常简便的早期筛查 / 自查方法——阿姆斯勒方格表，可以显示早期视功能异常。当患者出现视物变形、大视症（看到的物体比实物大）、小视症（看到的物体比实物小）时，自查阿姆斯勒方格表会出现线条不均匀、格子变形或局部有黑影的现象（图 3-12-2）。

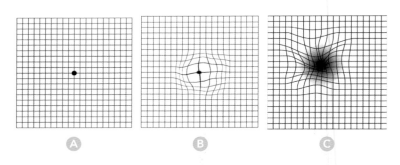

图 3-12-2　干性老年性黄斑变性阿姆斯勒方格表检查

A. 正常人；B. 老年性黄斑变性患者视物变形；C. 视野的中心暗点

干性老年性黄斑变性如何治疗

干性老年性黄斑变性尚无根本性药物治疗方式，一般来说，控制全身血脂水平、减少光损伤、戒烟、口服适量叶黄素有助于延缓干性老年性黄斑变性进展。由于干性老年性黄斑变性中有部分患者会转变为湿性老年性黄斑变性，因此患者需要长期随访（图 3-12-3）。

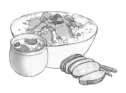

均衡饮食，降低血脂

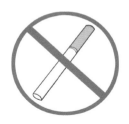

戒烟

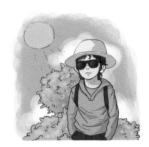

防晒

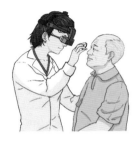

定期复查

图 3-12-3　干性老年性黄斑变性的干预方法

13 什么是湿性老年性黄斑变性

　　湿性老年性黄斑变性最突出的特点是有脉络膜新生血管出现，新生血管易出血、渗出，渗出物和血液会遮挡中心视野，反复出血最终会形成不可逆的瘢痕组织，影响黄斑区的视细胞而造成患者视力的严重损害（图 3-13-1）。

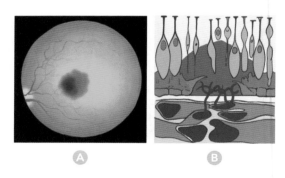

图 3-13-1　湿性老年性黄斑变性示意图

A. 为黄斑出血；B. 为脉络膜新生血管侵入视网膜下，血管破裂出血

湿性老年性黄斑变性有哪些临床表现

　　湿性黄斑变性早期即出现视力模糊、视物扭曲变形，部分患者或出现中心视力明显下降，色觉异常，眼前黑影、闪光、复视等症状。湿性老年性黄斑变性病情进展迅速，对视力危害极大，

应尽早就医治疗。

湿性老年性黄斑变性如何治疗

　　湿性老年性黄斑变性目前最主流的治疗方式为玻璃体腔注射抗 VEGF 药物。玻璃体腔注射抗 VEGF 药物能够极大程度地抑制血管渗漏和新生血管形成，缓解病情。但玻璃体腔内注射抗 VEGF 药物，并不保证"一针灵"，也并非一劳永逸，具体打多少针、视力提高程度与患者自身疾病的严重程度、治疗是否及时和规范都有关系。医生会根据患者发病时候的视力和具体情况，制订针对个人的治疗方案，另外也需要患者定期进行复查（图 3-13-2）。

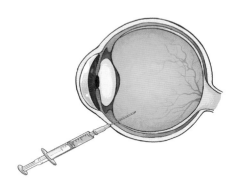

图 3-13-2　玻璃体腔注药术示意图

有一种眼底疾病叫作 PCV，可不是地板革的 PVC

"根据您的症状和检查，您的诊断可能是 PCV。"

"PCV？PVC 塑料？医生，您能详细解释一下吗？"（图 3-14-1）

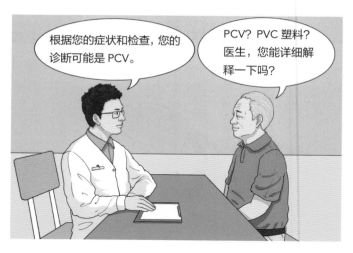

图 3-14-1　门诊就诊患者咨询什么是 PCV

PCV 还是 PVC

有些患者原本视力很好，但因为视网膜前或视网膜下出血、玻璃体大出血导致视力突然下降至光感，到医院就诊时常说自己被诊断为"PVC"（是塑料吗？）。其实医生的诊断是眼科的一种严重的、常见的致盲性眼病 PCV。那么 PCV 到底是一种什么样的疾病呢？到底是家用的塑料材料还是眼睛里的息肉（图 3-14-2）？

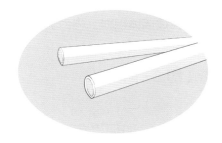

图 3-14-2　PCV 与生活中所用的 PVC 材料不同

什么是 PCV

息肉状脉络膜血管病变（PCV）是一种以视网膜下橘红色结节样病灶（息肉）和异常分支状血管网（BVN）及末梢的息肉状脉络膜血管扩张灶为特征的常见眼底疾病。1982 年由 Yannuzzi 报道并于 1990 年确认命名。发病原因不明（图 3-14-3）。

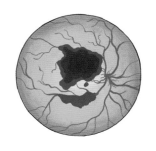

图 3-14-3　PCV 患者视网膜可出现浓厚出血

发病特点有哪些

PCV 最早在黑人中发现。近年来研究发现，PCV 在亚洲人群中也很常见，中国为高患病率国家，发病年龄平均 50 岁以上。在诊断为湿性老年黄斑变性的患者中，近一半病例为 PCV。PCV 可双眼先后发病。患者会有不同程度的视力下降、视物模糊，可伴有眼前黑影、中心暗点及视物变形等。随着病情进展，有时可突然出现黄斑区出血、玻璃体积血，视力突然急剧下降。

需要做哪些检查（图 3-14-4）

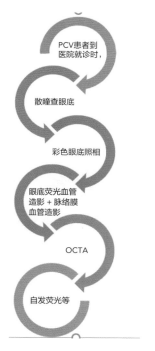

图 3-14-4　PCV 患者就诊

时检查流程图

如何治疗

　　PCV 如果不经治疗，多数患者视力预后很差，尤其是息肉可能会引起暴发性大出血，导致视力不可逆丧失。因此 PCV 治疗的目的既要稳定视力、提高视力，也要消退息肉。国际多中心研究证实（Ⅰ级循证证据），抗 VEGF 药物联合光动力治疗可以稳定甚至提高患者视力，消退息肉。

15　黄斑前膜是怎么发生的，什么情况下需要手术治疗

什么是黄斑前膜

不同原因可使某些细胞在视网膜内表面增生形成纤维细胞膜，它可发生在视网膜的任何部位，位于黄斑及其附近的膜称为黄斑视网膜前膜，简称黄斑前膜。黄斑前膜是影响患者视力和精细视觉的常见疾病，根据发病原因将黄斑前膜分为特发性和继发性黄斑前膜，其中特发性黄斑前膜发病率约占 80%。

黄斑前膜的病因有哪些

特发性黄斑前膜是指发病原因不明确的黄斑前膜，中老年人较多；继发性黄斑前膜是指继发于慢性黄斑水肿、眼部外伤、玻璃体葡萄膜炎症、玻璃体切割术后或视网膜冷凝、光凝术后等各种眼部疾病或手术的黄斑前膜。

黄斑前膜的临床表现有哪些

患者常会出现不同程度的视力下降，并伴有视物变形。症状的严重程度取决于前膜的部位、厚度及有无发生收缩等。位于中心凹以外的前膜对患者视力无影响。前膜较薄时，患者的症状很

轻；当前膜较厚时，会出现较严重的视力下降、视物变形及复视等。患者可使用阿姆斯勒方格表进行自我检查，可发现视物变形、视物遮挡等现象。

患者视力下降程度取决于前膜的发展速度。大部分特发性黄斑前膜发展速度缓慢，视力可在多年时间里保持稳定；少部分黄斑前膜在发生玻璃体完全后脱离时，会与视网膜分离，此时症状可以自行缓解，视力恢复，但这种情况非常少见。

医生检查时视网膜可以发现哪些异常

（1）眼底表现

1）视网膜皱褶：前膜较轻时仅视网膜表层起皱，前膜较重者表现为灰白色前膜，牵拉视网膜皱褶。

2）血管改变：表现为视网膜血管迂曲、不规则扩张。

3）黄斑假性裂孔：发生在黄斑部的前膜，有时在凹陷的中心周围形成一个边缘，易误诊为黄斑裂孔，俗称假性黄斑裂孔。多数患者伴有玻璃体完全性或不完全性后脱离。此外，黄斑前膜多发生于老年人，常有不同程度的晶状体混浊或晶状体核硬化。

（2）OCT（相干光断层扫描）检查：OCT对黄斑前膜的早期诊断及患者的预后评估有重要作用，可以快速、便利、无创地发现黄斑前膜。伴有黄斑前膜的患者通常伴有黄斑水肿（图3-15-1）。

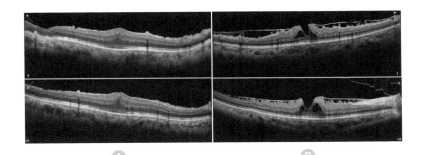

图 3-15-1　黄斑前膜 OCT 图像

A. 黄斑前膜；B. 黄斑前膜伴黄斑水肿

（3）多焦视网膜电图（mERG）：mERG 是测试黄斑功能、评估视觉障碍有效的方法。在黄斑前膜 mERG 检查地形图可见黄斑区中心凹及旁中心凹视网膜反应密度下降，功能受到影响。mERG 对黄斑功能的评价以及术后视功能恢复程度的评价均有重要意义。

（4）眼底荧光素血管造影（FFA）：临床上 FFA 是一种明确视网膜疾病及部分脉络膜病变诊断及疗效的重要检查手段。因病情不同而 FFA 表现也不同：轻度的前膜 FFA 可表现为正常，随病情进展可表现为牵拉造成黄斑附近的视网膜血管走行异常，并向收缩中心移位，可伴荧光渗漏，在造影后期可出现视网膜水肿或黄斑囊样水肿。

黄斑前膜如何治疗

（1）目前尚无有效药物治疗，如果仅有轻度视力下降或变形，并且病情比较稳定，可以暂时密切观察，定期复诊。

（2）黄斑前膜的手术治疗并无统一标准。手术与否取决于患者症状、视力下降程度、视力要求、是否伴随眼部其他疾病、年龄以及对侧眼情况等。

（3）如果视力进行性下降，且有明显的视物变形，则可以考虑玻璃体切割黄斑前膜剥除术。

16 黄斑裂孔是否可以"破镜重圆"

什么是黄斑裂孔

焦急的老王找到医生说："检查室的医生说我黄斑上有个洞……"，医生看了一张彩色的图像后告诉她得了黄斑裂孔，让她不要着急。老王黄斑上的"洞"究竟是什么（图 3-16-1）？

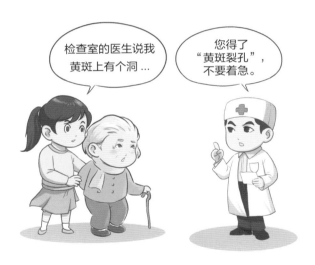

图 3-16-1 门诊就诊患者咨询什么是黄斑裂孔

黄斑裂孔是黄斑区视网膜神经上皮的缺损，因为各种原因导致黄斑区视网膜内界膜至感光细胞层发生组织缺损，形成裂孔。黄斑裂孔可以双眼发病，大约占发病患者数的 6%～28%，中老年女性多见。患者在发病早期可能感觉不到明显的症状，在后期可能会有不同程度的视物变形和视力减退，其视力的好坏取决于病情的严重程度。

黄斑裂孔的病因有哪些

黄斑裂孔可能与各种眼病相关，根据病因可以分为 4 类（图 3-16-2）。

（1）特发性黄斑裂孔：指未发现明显可查的病因、排除眼底本身病变而出现的黄斑裂孔，是最常见的一类黄斑裂孔，常发生于老年人，80% 的患者为单眼发病。

（2）外伤性黄斑裂孔。

（3）高度近视。

（4）继发性黄斑裂孔：继发于眼内其他疾病所导致的黄斑裂孔。还有一类患者由于视网膜没有发生完全的黄斑裂孔，即黄斑板层裂孔，只需定期观察即可。

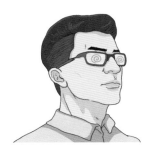

高度近视

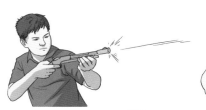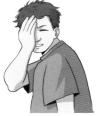

外伤

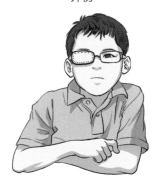

眼内病变

图 3-16-2 黄斑裂孔发病原因

黄斑裂孔如何治疗

针对黄斑裂孔治疗方面的研究工作经历了漫长过程，治疗方式不断改进。最初认为黄斑裂孔是手术治疗禁区，随着对发病机制的深入研究，综合考虑黄斑裂孔成因、分期、形态、大小、是否为慢性、是否为黄斑裂孔手术失败病例，以及玻璃体视网膜交界面状态等因素，可以通过手术"破镜重圆"，具体手术方式由医生决定。

（1）目前流行的视网膜内界膜剥除术（internal limiting membrane peeling，ILMP）用于治疗Ⅲ～Ⅳ期特发性黄斑裂孔可大幅提高裂孔愈合率，但手术时使用的染剂吲哚菁绿可能会对视网膜细胞造成毒性，因此在使用上需慎重。

（2）对于高度近视黄斑裂孔继发视网膜脱离、慢性大型黄斑裂孔或接受过黄斑裂孔手术失败者，可考虑内界膜填塞术以促进裂孔愈合。

（3）至于Ⅰ期的黄斑裂孔可先观察，Ⅱ期的黄斑裂孔则视其严重程度而定。外伤性黄斑裂孔一般也先观察3～4个月，若无自发闭合趋势则考虑手术。

目前认为有视力降低和视物变形症状的黄斑裂孔患者，可能在术后得到一定程度的视力改善，但术前视力较差、裂孔发生时间长等复杂性黄斑裂孔，术后视力预后不定，术后视物变形仍可能存在。

17 如果黄斑处有积水会怎样

什么是黄斑水肿

如果视网膜上看东西最敏锐的地方发生了积水会怎样？视细胞长期泡在水里会发生什么？

正常情况下，视网膜与微血管间存在着一道屏障，只允许液体和一些小分子营养物质单向流动，当其遭到破坏时，血管中的液体和蛋白可以通过管壁向外渗透，积聚在视网膜层间或视网膜下，造成视网膜增厚肿胀，称为"视网膜水肿"。如果发生在黄斑区，就称为"黄斑水肿"。

我们可以简单理解为各种视细胞浸泡在水中，细胞的代谢和生存也会受到不同程度的影响。黄斑水肿不仅会引起不同程度的视力下降，还会导致看东西扭曲变形、变色、遮挡等。很多眼底疾病均可以发生黄斑水肿，可以说它是多种眼底疾病的常见表现，但它不是一种独立的疾病（图 3-17-1）。

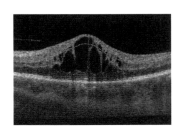

哪些原因会导致黄斑水肿

黄斑水肿是引起中心视力下降的主要原因，很多眼病都会发生黄

图 3-17-1　黄斑水肿 OCT 图

斑水肿，比如出血性眼卒中（视网膜静脉阻塞）、缺血性眼卒中（视网膜中央动脉阻塞）、老年性黄斑变性、糖尿病性视网膜病变、视网膜血管炎、中心性浆液性脉络膜视网膜病变、葡萄膜炎以及手术原因（如白内障术后）等，还有一些比较少见的原因比如视网膜毛细血管扩张症、视网膜或脉络膜的肿瘤等。

黄斑水肿有哪些治疗方法

（1）黄斑水肿的病因各不相同，应首先治疗原发病。

（2）玻璃体腔注射抗 VEGF 药物治疗：抗 VEGF 药物可以修复破坏的血 - 视网膜屏障、减少渗出和出血，从而提高视力。常用的抗 VEGF 药物目前包括阿柏西普、雷珠单抗、康柏西普。脉络膜新生血管引起的黄斑水肿（如年龄相关性黄斑变性），抗 VEGF 药物疗效显著。糖尿病性视网膜病变引起的糖尿病黄斑水肿，其发病机制复杂、易反复发作，在抗 VEGF 治疗的基础上，往往需要多管齐下，才能取得最好的效果。

（3）玻璃体腔注射长效激素治疗（地塞米松缓释剂）：如无禁忌证可以采用玻璃体腔注射地塞米松缓释剂治疗视网膜静脉血管阻塞引起的黄斑水肿。

（4）激光治疗：有些造成黄斑水肿的疾病可以通过激光封闭渗漏点来促进液体吸收，有些则需要在抗 VEGF 治疗的基础上联合激光治疗，具体是否需要激光应当由医生根据患者的具体病情来确定。

18 什么是中浆？为什么反复发生

什么是中心性浆液性脉络膜视网膜病变（简称中浆）（图 3-18-1）

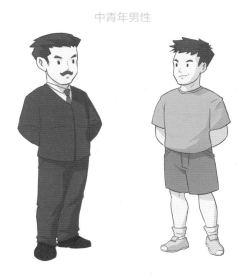

中青年男性

图 3-18-1 "中浆"好发于青壮年男性

经常熬夜的小王突然发现眼前有黑影遮挡，看东西不仅变色还弯曲变形，他焦急地来到医院，医生告诉他得了中青年常见的疾病——"中浆"（中心性浆液性脉络膜视网膜病变）。

中心性浆液性脉络膜视网膜病变（CSC）简称"中浆"，是由于脉络膜血管功能异常导致视网膜外屏障受损，液体积聚在视网膜下造成的一种发病原因尚不清楚的疾病。"中浆"在我国发病率较高，属于最常见的眼底病之一。患者大多为青壮年男性，发病高峰年龄为 30 ~ 50 岁，男女之比为 5∶1 ~ 10∶1。90% 以上单眼受累，左右眼无差别。中浆大多能在 3 ~ 6 个月内自行恢复，具有一定的自限性，但也易复发，多次反复后可导致视功能不可逆的损害，甚至发展成为其他更严重的眼底疾病（图 3-18-2）。

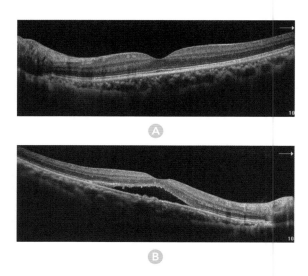

图 3-18-2　中浆

A. 正常人黄斑区 OCT 图；B. 中浆患者黄斑区的 OCT 图，

视网膜下积液（黑色三角区域）

中心性浆液性脉络膜视网膜病变的症状有哪些

中浆可能出现的症状包括中央视物发暗、变形、视物变小，多次发作或持续时间超过 3 个月，患者视力会明显下降（图 3-18-3）。

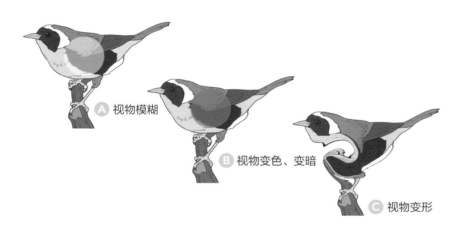

Ⓐ 视物模糊

Ⓑ 视物变色、变暗

Ⓒ 视物变形

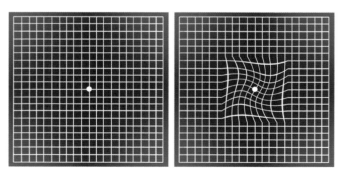

图 3-18-3 "中浆"患者可表现为视物模糊，视物变色、变暗及视物变形

"中浆"的诱发因素有哪些

"中浆"目前的发病原因还未明确，可能的相关危险因素包括应用过糖皮质激素（外用或内服）、男性、精神压力大、昼夜节律紊乱、A 型人格、阻塞性睡眠呼吸暂停、幽门螺杆菌感染、甲状腺功能减退、终末期肾病、遗传因素、心血管疾病和高血压等（图 3-18-4）。

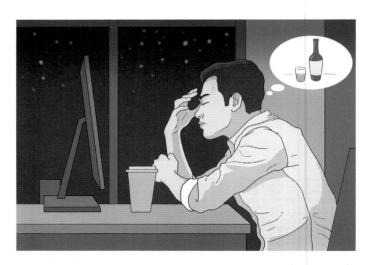

图 3-18-4　疲劳是"中浆"发病的常见诱因

如何治疗"中浆"

由于多数"中浆"属于自限性疾病（可以自行恢复），初次发病可以采用保守疗法。若患者病程超过 3 个月、反复发作或症状明显、治疗意愿强，可采取不同的激光治疗。

（1）光动力治疗（PDT）：渗漏点在中心凹附近时，通常采用半剂量的光动力激光治疗。PDT 使用的激光为冷激光，不会产生瘢痕，对急慢性中浆患者均有较好的治疗效果，但慢性患者

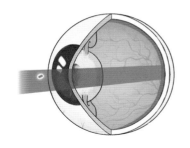

图 3-18-5　光动力治疗示意图

治疗后视力是否提高取决于患者的病情长短和轻重。微脉冲激光也可以作为 PDT 的一种替代方法（图 3-18-5）。

（2）氩激光治疗：氩激光属于热激光，治疗后会在相应部位产生一定的瘢痕，因此只能针对距离中心凹相对比较远的渗漏点。医生会根据眼底荧光素血管造影显示的渗漏点情况决定是否能采用氩激光治疗。

（3）微脉冲阈值下光凝术：阈值下光凝术利用激光的热效应减少视细胞的耗氧量，可达到保护视网膜、减少并发症的目的，阈值下光凝术操作后眼底无可见的光斑反应，因此可对同一区域的视网膜水肿进行融合治疗和再治疗。

保守治疗

一些口服药物可能对"中浆"的黄斑水肿有一定帮助，如卵磷脂络合碘、法国越橘提取物，维生素 C、维生素 E，路丁，卡巴克洛等。睡眠不良者，可口服镇静剂。

19 不得不说的致盲性眼病 ——视网膜脱离

"不知道怎么回事，我的右眼下方突然出现有东西遮挡的感觉。"戴着厚厚眼镜片的小李焦急地赶到医院。

近年来，越来越多的年轻人出现类似的症状，其中有些患者还会伴有闪光感，这些患者被诊断为视网膜脱离（图 3-19-1）。

什么是视网膜脱离？与年轻人过度用眼有关吗

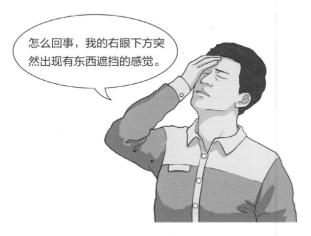

图 3-19-1 视网膜脱离患者的临床表现

视网膜位于眼球的最内层，是感光过程中重要的组织，类似于照相机的底片。这个"底片"可以简单地分为两大部分，即神经上皮层和色素上皮层。神经上皮层还可以细分为 9 层，主要由感光细胞及一系列相关的神经胶质细胞组成；而色素上皮层则为这些重要细胞的"后勤部"，维持正常的代谢和营养供给。

视网膜脱离便是视网膜内 9 层和外 1 层的分离。视网膜脱离可分为孔源性视网膜脱离、牵拉性视网膜脱离及渗出性视网膜脱离。

当发生视网膜脱离后，视网膜下液体的积聚会导致神经胶质细胞和色素上皮细胞的异常增殖，进一步导致增生性玻璃体视网膜病变。因此，视网膜脱离需要早发现、早治疗。

然而，很多患者在早期很难意识到症状。一项研究对 186 只眼患原发性孔源性视网膜脱离延误治疗的原因进行了研究，发现这些患者从出现症状到进行手术治疗平均延迟了 10 天，其中超过 50% 的患者是由于没有意识到症状而延误。延误治疗不仅会引起病情加重，增加治疗难度，还会导致预后较差。因此，对视网膜脱离相关内容进行科普是十分重要也是必要的（图 3-19-2）。

一项研究提示超过 50% 的原发性孔源性视网膜脱离患者是由于没有意识到症状而延误治疗。

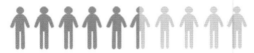

有症状，及时治疗

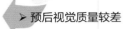

➤ 治疗难度增加

➤ 视网膜脱离范围增加，病情加重

➤ 预后视觉质量较差

图 3-19-2　超过 50% 的视网膜脱离患者因未意识到症状而延误治疗导致预后变差

哪些原因会引起视网膜脱离呢（图 3-19-3）

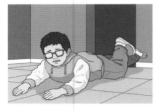

外伤

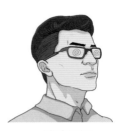

高度近视

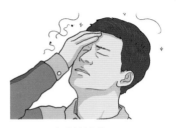

玻璃体液化

图 3-19-3　视网膜脱离的原因

20 为什么要进行详细的视网膜检查？特别是周边视网膜检查

什么是中心视力、周边视力

你知道视力还会分为中心视力和周边视力吗？其实，中心视力是指视网膜中央凹的视力，具有识别眼前物品的能力，如果专注地盯住一样东西看却看不清，可周围的物品却看得很清楚，即表示中心视力下降。而周边视力，顾名思义便是指视网膜中央凹以外的视力，即视野。当注视正前方某物体时，眼睛的"余光"所能看到的四周空间范围，尤其在驾驶、过马路、场景识别等发挥着重要作用（见图 2-10-2 ）。

哪种情况需要定期检查周边视网膜

（1）高度近视：它是造成孔源性视网膜脱离的重要因素之一，严重威胁患者的视力。因此定期检查，或遵循医嘱发现问题、及时干预是非常必要的（图 3-20-1 ）。

（2）视网膜静脉周围炎：最初病变在视网膜的周边部，出血量少时常无症

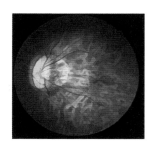

图 3-20-1 高度近视患者眼底照

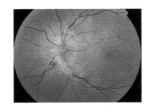

图 3-20-2　视网膜静脉
周围炎患者眼底照

状，量多时血液进入玻璃体，患者会感到眼前有黑影飘动（图 3-20-2）。

（3）家族性渗出性玻璃体视网膜病变（familial exudative vitreoretinopathy, FEVR）：由 Criswick 在 1969 年首先报道的一种罕见的眼底疾病，主要影响视网膜的血管生成，导致周边视网膜血管发育与分化不良，是青少年视网膜脱离的重要原因之一（图 3-20-3）。

可见视盘反转，血管分支增多，颞侧纤维血管膜牵引视网膜血管，形成黄斑偏位，3 期，最终由于纤维血管增殖发生牵拉或合并孔源性视网膜脱离。

（4）视网膜毛细血管扩张症：本病发展缓慢，早期病变多从周边部视网膜开始，此时可无任何症状；此后逐渐向后极部视网膜延伸，影响视力；晚期可合并虹膜睫状体炎、继发性青光眼、视网膜脱离等（图 3-20-4）。

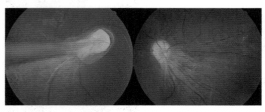

图 3-20-3　家族性渗出性玻璃体
视网膜病变患者眼底照

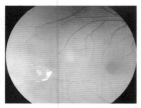

图 3-20-4　Ⅱ型视网膜毛细
血管扩张症患者眼底照

哪些"蛛丝马迹"告诉我们可能会发生视网膜脱离

原发性孔源性视网膜脱离的高危人群和前驱表现（发病前的症状）

大部分原发性孔源性视网膜脱离（retinal detachment, RD）的患者在视网膜脱离前是有征兆的，也就是前驱症状，因此有任何蛛丝马迹需要立即就医，视网膜脱离如果手术及时可以极大挽救患者的视力，尤其是高危人群。

（1）高度近视者：近视高于600度者眼轴变长对视网膜的牵拉加剧及眼底的退行性改变，极易发生原发性孔源性视网膜脱离。

（2）老年人：因玻璃体随年龄增长收缩液化及视网膜退行性变薄，易发生原发性孔源性视网膜脱离（图3-21-1）。

原发性孔源性视网膜脱离的多数原因见于玻璃体液化（老年人或高度近视者较为严重），飞蚊症、黑影、

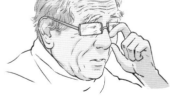

最近视力下降很多。

图 3-21-1　视网膜脱离的早期临床表现

闪光感为最常见的原发性视网膜脱离早期症状，此外还可能会表现为视物模糊、缺损、变形扭曲等（图 3-21-2）。

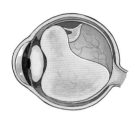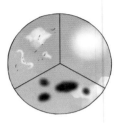

图 3-21-2　视网膜脱离示意图及患者临床表现

"飞蚊"症就像果冻中央液化、出现空腔和混浊物质，他们的影子投在视网膜上，看上去有黑影或蚊子在飞；玻璃体液化产生的牵拉力可撕裂视网膜，出现"闪光感"。

继发性视网膜脱离可能有的前驱表现

患有增殖型糖尿病性视网膜病变、视网膜血管病变并发玻璃体积血等原发病可能继发牵拉性视网膜脱离的患者，大多没有闪光感和漂浮物，进展隐匿，可有缓慢发生的视野缺损，不易被患者发现。

继发于湿性年龄相关性黄斑变性、炎症、肿瘤等疾病的渗出性视网膜脱离，多数没有闪光感，若伴有玻璃体炎症时，可有漂浮物、黑影等，该类型容易发生突然的视野缺损并进展很快，患者发现视野异常时应立即就医。

**视网膜脱离术前应注意哪些
事项**

　　小王因右眼视网膜脱离准备接受视网膜脱离手术，对于手术
前后的注意事项自己有许多疑问，于是便去咨询自己的主治大夫
刘医生，刘大夫耐心细致地给了小王一些小贴士（图 3-22-1）。

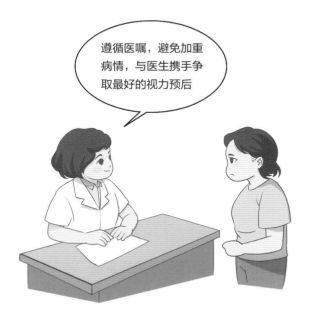

图 3-22-1　门诊就诊患者咨询视网膜脱离术前术后的注意事项

术前小贴士

（1）关于日常生活

1）多卧床休息，避免过度用眼，除了必要的检查外应尽量避免过多活动，防止视网膜裂孔扩大。

2）可根据医生建议根据术式，在术前锻炼强迫体位，如俯卧位、头低坐位及头低站位等。

（2）关于术前相关检查：需在术前完善眼部和全身检查，密切监测血压、血糖、眼压等，按内眼手术做术前准备。

术后小贴士（图 3-22-2）

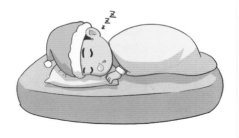

图 3-22-2　视网膜脱离患者术前应尽量卧床休息

（根据医生建议采取不同的卧床体位）

（1）关于饮食：术后当天吃半流质食物，之后可普通饮食，以易消化、不难咀嚼为宜。忌吸烟，禁饮酒，少吃或不吃刺激性食物，保持大便通畅，养成定时排便的习惯，避免过度用力大便，保证眼睛恢复时的足够营养和防止患者视网膜再次脱离的发生。

（2）关于特殊体位：根据填充物不同（硅油或不同气体），或手术方式不同（图 3-22-3），手术后要求的体位也不尽相同，以下为视网膜脱离手术后要求的体位（图 3-22-4）。

1）巩膜外垫压术（或环扎术）：无需强调特殊体位，头尽量偏向裂孔一侧。

2）巩膜外垫压术（或环扎术）并注入空气：需要保持俯卧位 1～2 天。

3）巩膜外垫压术（或环扎术）并注入长效 C3F8 气体：向下体位或俯卧位，每天 12～16 小时，至少 2 周，1 个月内避免仰卧位。

4）玻璃体切割术术中未填充气体或硅油，无需特殊体位。

5）玻璃体切割术并注入长效 C3F8 气体：向下体位或俯卧位，每天 12～16 小时，至少 2 周，1 个月内避免仰卧位。

6）玻璃体切割术并注入硅油：俯卧位、坐位或行走时均需要保持面朝下，每天面朝下的时间不能少于 16 小时，并需要保持 20～60 天。

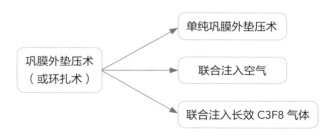

图 3-22-3　视网膜脱离手术类型

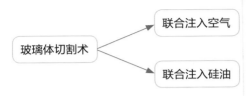

图 3-22-3　视网膜脱离手术类型（续）

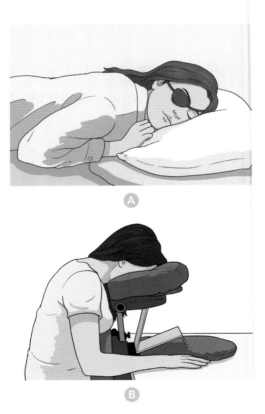

图 3-22-4　视网膜脱离术后特殊体位

A. 侧卧位；B. 面朝下位

23 如果发生孔源性视网膜脱离，可能会采取哪些手术方式

　　孔源性视网膜脱离手术主要包括外路手术和内路手术两大类。外路手术是指从眼球壁外操作的手术方式，此方式对眼球内的组织干扰少。内路手术是通过眼球壁的切口，进入到眼内切除玻璃体，然后将视网膜复位的手术方式。无论内路还是外路手术，目的都是封闭裂孔，排出视网膜下积液，使脱落的视网膜重新复位（图 3-23-1）。

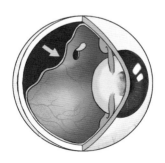

图 3-23-1　孔源性视网膜脱离示意图

　　外路手术主要是指巩膜扣带术，是将一片硅胶固定于巩膜表面，压陷巩膜并将巩膜向内部视网膜顶推，从而减轻玻璃体对视网膜的牵引。手术中，可以从视网膜下间隙将积液排出（图 3-23-2）。

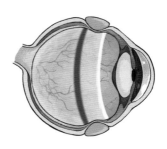

图 3-23-2 巩膜扣带术示意图

内路手术主要包括玻璃体腔注射气体和玻璃体切割术。玻璃体腔注气术是将空气、惰性气体等注入眼球内的玻璃体腔，从玻璃体内顶压封闭视网膜裂孔，从而阻止液体流入视网膜下。而玻璃体切割术是将玻璃体和牵拉的视网膜组织一起切除，随后将气体或硅油注入玻璃体腔内，从而恢复视网膜的解剖位置（图 3-23-3）。

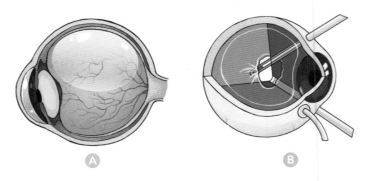

图 3-23-3 内路手术示意图

A. 玻璃体腔内注射气体；B. 玻璃体切割术

视网膜劈裂和视网膜脱离是不是一回事

视网膜劈裂和视网膜脱离，从字面意思即可看出，两者都是视网膜的结构发生了改变，那么两者又有什么不同呢？

前面提到，视网膜位于眼球壁的最内层，如同照相机的感光底片，是形成视觉的关键部位。视网膜可以分为内层和外层，内层是邻近玻璃体的神经感觉层或视网膜神经上皮层，外层是邻近脉络膜和巩膜的视网膜色素上皮层，视网膜两层之间并不是紧密相连的，存在潜在的腔隙。如果视网膜层间发生了分离，一般称为视网膜劈裂或视网膜脱离。OCT（相干光断层扫描）是区别两种病变最直观的方法。

病变位置不同

借助 OCT 检查，可以发现两者在病变发生的解剖位置明显不同。从图 3-24-1 可以看出，左侧的是视网膜劈裂，右侧的是视网膜脱离。我们可以看出，视网膜劈裂是视网膜神经上皮层的层间裂开，病变发生在视网膜内层。视网膜脱离则是视网膜神经上皮层和视网膜色素上皮层之间裂开，病变发生在视网膜内层和外层之间（图 3-24-1）。

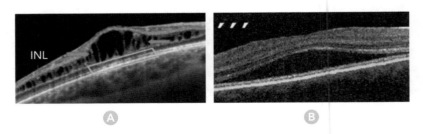

图 3-24-1   视网膜劈裂与视网膜脱离病变发生的解剖位置不同

A. 视网膜劈裂患者 OCT 扫描图；B. 视网膜脱离患者 OCT 扫描图

病因不同

视网膜劈裂可分为遗传性、变性性和继发性。遗传性视网膜劈裂较为多见，是一种 X 性连锁隐性遗传性眼病，劈裂发生在神经纤维层；变性性视网膜劈裂一般发生在视网膜囊样变性的基础上，病变位于外丛状层。继发性视网膜劈裂，因牵拉或渗出导致，可见于增殖型糖尿病性视网膜病变、高度近视等，也可导致视网膜脱离。

两者临床症状的不同

视网膜劈裂是一种较罕见的良性眼底病变，可以表现为视力下降和局部视野受损。视网膜脱离是较为常见的眼底病变，往往会导致严重的视力下降，常有飞蚊症、眼前有漂浮物、持续性闪光感等症状，以后会出现视力突然下降、黑影遮挡等。

两者治疗也不相同

遗传性视网膜劈裂和变性性视网膜劈裂多进展缓慢，除合并其他眼底病变外，一般无需治疗。继发性视网膜劈裂主要针对原发病治疗。对于孔源性视网膜脱离往往需要手术治疗，封闭裂孔。对于继发性视网膜脱离需要针对原发病，对因治疗。

因此，视网膜劈裂和视网膜脱离虽然听起来相似，却是完全不同的疾病。

25 漫谈"脉脱"与"网脱"

我们常常提到的"网脱"即视网膜脱离（在前文中已经介绍），而"脉脱"是指脉络膜脱离，其发生脱离的位置与"网脱"是不一样的。

什么是"脉脱"

"脉脱"是指脉络膜和巩膜之间的脱离。脉络膜位于视网膜和巩膜之间，主要由血管构成，为视网膜提供营养供给。其实正常情况下，脉络膜和巩膜之间存在潜在的腔隙，当脉络膜血管中的渗出液体在此腔隙积聚时，便会引起脉络膜脱离（图 3-25-1）。

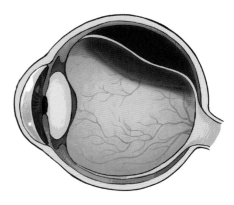

图 3-25-1　脉络膜脱离示意图

"脉脱"是怎么发生的

脉络膜血管正常充盈需要血管内外的压力一样。当脉络膜血管内外压力不一样时，脉络膜静脉中富含蛋白质的液体从血管壁渗出，积聚在脉络膜下腔进而引起脉络膜脱离。此外，眼部手术创伤、脉络膜血管通透性增加也是发生脉络膜脱离的危险因素。

此外，脉络膜脱离也常与视网膜脱离同时发生，尤其容易出现在年龄较大的患者以及眼睛没有晶状体的患者中。

脉络膜脱离的临床表现、严重程度可能差异较大

（1）合并视网膜脱离的患者在进行手术之前，需要先处理脉络膜脱离的症状。

（2）主要可通过散瞳、类固醇治疗、卧床休息等进行治疗，若脉络膜上腔积聚的液体仍然很多，必须在治疗视网膜脱离之前将其排出。

（3）范围较小的脉络膜脱离可以自愈，严重的脉络膜脱离可通过后巩膜切开术治疗。

26 什么是葡萄膜炎

什么是葡萄膜

葡萄膜为眼球壁的中间层，含有丰富的血管与色素，是构成眼球的血管膜性组织。由前部的虹膜、中间的睫状体和后部的脉络膜组成，因为虹膜、睫状体、脉络膜的剖面图呈球形，颜色为棕色，像一颗葡萄，所以称为葡萄膜。解剖上三者紧密连接，病变时相互影响（图 3-26-1）。

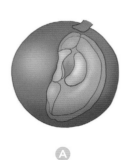
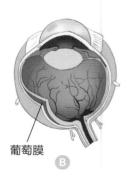

葡萄膜

图 3-26-1　脉络膜示意图

A. 葡萄；B. 葡萄膜，与 A 图所示的葡萄类似，故命名为葡萄膜

近年来，国际上将发生于葡萄膜、视网膜、视网膜血管以及玻璃体的炎症统称为葡萄膜炎。还有人将视盘的炎症也归类于葡

萄膜炎。葡萄膜炎多发于青壮年，种类繁多，病因相当复杂，易合并全身性免疫性疾病，常反复发作，治疗棘手，可引起严重并发症。由于其发病及复发机制尚不完全清楚，故其预防无从着手，治疗效果也很不理想。治疗不当可导致失明，是主要的致盲性眼病之一。

葡萄膜炎的分类

目前最常用的分类是国际葡萄膜炎研究组（1979）制定的分类，并得到国际眼科学会的认可。此法将葡萄膜炎分为前葡萄膜炎、中间葡萄膜炎、后葡萄膜炎和全葡萄膜炎。此种分类还对病程进行了规定，小于 3 个月为急性，大于 3 个月为慢性。

（1）前部葡萄膜炎（anterior uveitis）：包括虹膜炎、前部睫状体炎、虹膜睫状体炎（图 3-26-2）。

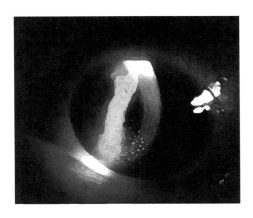

图 3-26-2　前葡萄膜炎示意图

看得见：别让眼底疾病夺走你的光明

可见角膜透明度降低，角膜后壁大量角膜后沉着物（keratic precipitates，KP），闪光阳性。

（2）中间葡萄膜炎（intermediate uveitis）：炎症累及睫状体平坦部、周边部视网膜、玻璃体基底部。

（3）后部葡萄膜炎（posterior uveitis）：炎症累及脉络膜、视网膜和玻璃体。

（4）全葡萄膜炎（panuveitis）：指前部、中间、后部葡萄膜炎的混合型。

葡萄膜炎的并发症有哪些

葡萄膜炎常见的并发症如下。

（1）并发性白内障。

（2）继发性青光眼。

（3）低眼压及眼球萎缩。

（4）黄斑病变。

（5）视网膜新生血管。

（6）玻璃体积血。

（7）增生性玻璃体视网膜病变、视盘水肿、视神经萎缩等。

葡萄膜炎如何治疗？如果得了葡萄膜炎应该注意哪些

葡萄膜炎的治疗原则

葡萄膜炎的治疗原则为散大瞳孔、抗炎、消除病因。药物治疗主要有睫状肌麻痹剂、糖皮质激素、抗生素、非甾体消炎药、免疫抑制剂等。

（1）前葡萄膜炎：立即扩瞳以防止虹膜后粘连，迅速抗炎以防止眼组织破坏和并发症的发生。由于前葡萄膜炎绝大多数为非感染因素所致，因此一般不需要行抗生素治疗；对高度怀疑或确诊的病原体感染所致者，则应给予相应的抗感染治疗。对非感染因素所致的葡萄膜炎，由于局部用药在眼前段能够达到有效浓度，一般不需要全身用药治疗。

（2）中间葡萄膜炎可根据病情采取：①冷凝术；②激光光凝；③玻璃体切割术；④存在并发性白内障时，在炎症稳定半年以上可行白内障摘除术及人工晶状体植入术。

（3）后葡萄炎：①根据病因进行针对性治疗，免疫原因引起者，使用免疫抑制剂；感染因素导致者，进行抗感染治疗。②糖皮质激素药物治疗。③抗前列腺素类药物治疗。④免疫治疗。⑤另外，也应积极进行眼局部治疗。

葡萄膜炎患者应注意哪些

（1）如发现眼红、痛、畏光、流泪、视力下降或无红、痛，但眼前有黑影漂浮，视物模糊或视物变形，闪光感、视力下降者有可能患有葡萄膜炎，应及时去医院就诊，以明确诊断。

（2）一旦确诊为葡萄膜炎，应积极进行治疗，不论全身或局部用药，一定要在医生的指导下使用，不宜滥用。

（3）定期复查，预防复发，如自觉有复发症状，应及早诊治。

（4）排除全身因素造成的葡萄膜炎。

（5）积极锻炼身体，增强体质，预防感冒，少吃刺激性食物，注意劳逸结合，保持身心健康，对预防葡萄膜炎也有重要作用。

28 脉络膜如果"漏"了会怎样？ ——谈谈脉络膜渗漏综合征

什么是脉络膜渗漏综合征

顾名思义，脉络膜渗漏就是有水从脉络膜漏出来，继而引起一系列病变。脉络膜渗漏综合征又名葡萄膜渗漏综合征，漏出的"水"可以引起原发性脉络膜脱离、自发性浆液性脉络膜脱离等。Schepens 于 1963 年报道 12 例患者，是以睫状体脱离、脉络膜脱离、视网膜脱离等眼底表现为主要特征的综合征。

水是从哪里来的呢

很多研究者认为与涡静脉回流受阻和脉络膜血管通透性的改变有关，导致血液中的水漏出到组织中。慢性低眼压可能也会导致本病的发生。该疾病多见于男性患者，多为双眼发病或者双眼先后发病。真性小眼球和眼眶疾病患者易发生。临床可分为原发性、炎症性、静水压性 3 种类型。

发病机制

其发病机理至今未全明了，很多研究者认为脉络膜渗漏综合征与涡静脉回流障碍有关。当涡静脉回流时，导致眼内蛋白排出障碍，积存在脉络膜上腔。当压力升高时，脉络膜通透性增强，血液中的水分外流，引起脉络膜渗漏综合征的发生。也有人认为巩膜厚、涡静脉在巩膜上的路径长，引起血流回流受阻，发生脉络膜血管淤血及通透性改变。其中有些患眼具有一种或多种先天性异常，诸如小眼球、巩膜和脉络膜增厚或巩膜成分异常。巩膜异常增厚导致涡静脉回流受阻，进而脉络膜血液淤滞引起脉络膜渗漏以及脉络膜视网膜脱离。巩膜成分的异常会使巩膜壁吸水，加重了巩膜厚度及外引流的阻力。长期的脉络膜上腔液体聚集，导致黄斑区视网膜色素上皮层代谢失调，出现渗出性视网膜脱离（图 3-28-1）。

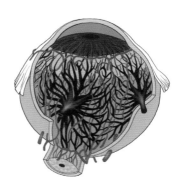

图 3-28-1　脉络膜血管示意图

如何分型

　　Uyama 将此病分为 3 型。① 1 型：小眼球型；② 2 型：正常眼球型。前两型均有巩膜异常。③ 3 型：正常眼球，巩膜正常。

Gass 将此病分为 2 型。①特发型：发生在正常眼球；②继发型：发生在真性小眼球。

临床表现如何

（1）这类患者一般无炎症反应：前房、眼前节、晶状体和玻璃体可完全正常，一般无炎症反应或者反应轻微。

（2）眼底改变：眼底检查可见球状隆起，并且可随体位改变而改变。直立时，脉络膜视网膜脱离位于眼底下部，当体位改变时，脉络膜视网膜脱离亦会改变相应形态。另外，脉络膜视网膜脱离一般范围较广，隆起较高，且一般不会发生视网膜裂孔，很少有增生性玻璃体视网膜病变。早期可能仅发生在黄斑周围，易误诊，需要注意视网膜周边部。

（3）继发青光眼的可能：多发生于真性小眼球患者群体。此时患者可感觉眼痛、眼红、恶心甚至头痛。可能的机制为：①原有解剖结构异常，例如前房角狭窄的患者，出现睫状体脱离、晶状体虹膜隔前移，可能导致前房更浅，诱发青光眼。②脉络膜渗液增多，积聚，使房角因炎症反应而出现粘连。

（4）巩膜增厚：有报道称一些患者的巩膜较正常人为厚，可能会压迫涡静脉导致回流受阻，血浆中的蛋白无法通过，积聚在脉络膜上腔，长期刺激，造成视网膜外屏障受损，进一步引起视网膜脱离。

（5）视网膜色素上皮改变：长期视网膜脱离，可导致黄斑区视网膜色素上皮层发生色素增生、脱失等表现。

影像学检查至关重要

（1）B超：脉络膜增厚，睫状体和脉络膜呈半球状粗大弧形带状回声，后运动不明显。后期可见视网膜脱离，周边部眼球壁前可见半球形膜样回声，与眼球壁之间呈液性暗区。

（2）超声生物显微镜检查（ultrasound biomicroscopy，UBM）：有助于诊断，表现为前房深度略浅或正常，房角稍狭窄或正常，可见睫状体全周脱离，睫状体和巩膜间可见液性暗区。

（3）眼底荧光素血管造影术（FFA）：可见到豹斑（即在广泛色素上皮脱失的背景下出现均匀的灰色斑点，后极部为著，在增强的背景荧光下弥漫的、均匀的荧光遮蔽斑点和条纹）。晚期，豹斑增多，范围增大。视盘周围放射状色素改变，或者后极部及下方周边部色素改变（图 3-28-2）。

（4）吲哚菁绿血管造影（indocyanine green angiography，ICGA）：后极部不均匀的强荧光斑片，脉络膜血管不清晰，提示存在脉络膜高通透状态。

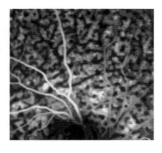

图 3-28-2　脉络膜渗漏综合征患者 FFA 检查下的豹斑状眼底

鉴别诊断

（1）多发性后极部视网膜色素上皮病变：该疾病一般不发生脉络膜脱离，表现为 0.5～1PD 的黄白色渗出斑。

（2）Vogt-小柳原田综合征：为特异性急性弥漫性色素膜炎。急性期可表现为视盘充血水肿，黄斑部水肿明显，后极部视网膜斑状水肿发灰，常引起视网膜脱离。FFA，ICGA 以及 OCT 均有典型的影像学改变。

（3）泡状视网膜脱离：不伴有睫状体、脉络膜脱离。

（4）脉络膜睫状体黑色素瘤：为周边部棕色实性隆起，超声、UBM 有助于鉴别。

可以治疗吗

这是患者最关心的问题。其实，只要及时就医，遵医嘱，大部分患者是可以恢复良好的，因此，心情要放松。有些患者的脉络膜脱离可自行复位。另外，可选择口服药物治疗，既往多选择糖皮质激素、非甾体抗炎药物。对于病情顽固的患者可选择手术治疗，如涡静脉减压术、巩膜切开术、巩膜切除术等。巩膜切除术又分为巩膜瓣下巩膜、板层巩膜、全层巩膜切除术，均有良好疗效，但也会有不同程度的复发。

病变发展尚未发生视网膜脱离尤其未累及黄斑区时，视力恢复良好，因此建议患者及时就医，早发现，早诊断，早治疗。对复发患者应根据自身特点，可选择多种方法联合治疗。

什么是前部缺血性视神经病变？——谈谈中老年常见的视神经疾病

前部缺血性视神经病变是因供应视神经的动脉（主要是睫状后短动脉）供血发生急性障碍，引起的视盘缺血、缺氧而造成的视神经损害。可分为动脉炎性和非动脉炎性，中国患者中的非动脉炎性炎多见。

视神经是中枢神经系统的一部分，也是第二对脑神经，属于感觉神经。视神经由 120 万根细小的神经纤维构成，在视觉形成中起着非常重要的作用，它将眼球与大脑相连，负责将眼球接收光线刺激信号转换后的电信号传到大脑皮质，因此视神经在维持正常视野和视觉形成过程中起着重要的作用。

前部缺血性视神经病变有哪些临床表现

前部缺血性视神经病变常累及单眼，可双眼先后发病，另一只眼相隔几周或几年先后发病。患者常伴有血管性疾病，如高血压、低血压、阻塞性睡眠呼吸暂停、高血脂、糖尿病等疾病。典型的患者常在晨间发病，感觉突然出现视物遮挡，若视物遮挡不累及中央，中心视力一般下降不明显（图 3-29-1）。

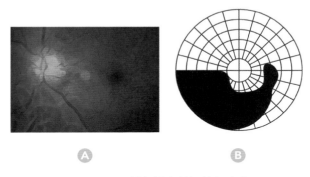

Ⓐ　　　　　　　Ⓑ

图 3-29-1　前部缺血性视神经病变

A. 左眼前部缺血性视神经病变（anterior ischemic optic neuropathy，AION）

的视盘水肿；B.AION 最常见的下半侧视野缺损

造成前部缺血性视神经病变的原因有哪些

（1）血压过低：大出血后或手术中血压急剧下降或其他原因导致的全身循环障碍，会导致视神经供血不足。

（2）视神经局部供血不足：颈总动脉或颈内动脉狭窄、眼动脉缺血或系统性血管炎等原因均可导致视神经供血不足。高血压、动脉粥样硬化、心血管疾病也是前部缺血性视神经病变的常见原因。

（3）眼压过高：视神经的动脉供血正常，但眼压过高时，也会因视神经的相对灌注压下降导致缺血性视神经病变。

前部缺血性视神经病变有哪些处理原则

（1）针对病因治疗：应积极寻找视神经缺血的原因。

（2）局部及支持治疗：可使用血管扩张剂改善微循环，使用维生素 B_1、维生素 B_{12} 等药物营养神经。

（3）激素治疗：动脉炎性缺血性视神经病变需要尽早采用激素冲击治疗，必要时甚至需要联合免疫抑制剂治疗。非动脉炎性的缺血性视神经病变在视力非常差且无禁忌证时也可尝试激素治疗，但其治疗效果尚有争议。

30　孩子视力不好，原来是眼里长了"牵牛花"

门诊有时会碰到焦急的家长，孩子视力差，还伴有斜视、眼颤，医生做了眼底检查后才发现得了一种病——牵牛花综合征（图 3-30-1）。美丽的牵牛花和眼底疾病有关系吗？

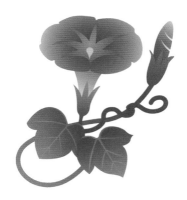

图 3-30-1　牵牛花

什么是牵牛花综合征

牵牛花综合征是一种少见的先天性视盘发育异常性疾病，因为在检眼镜下视神经乳头像盛开的牵牛花而得名。早在 1908 年国外医生就已经报道过，后来 Kindler 教授于 1970 年把它正式命名。

牵牛花综合征先天性畸形的形成原因目前还不清楚，可能与胚裂上端闭合不全、中胚层的发育不全有关。眼底多表现为视盘面积明显扩大，可达正常视盘的 4 ~ 5 倍，中央有一漏斗状深凹陷，凹陷边缘出现多支粗细不等的血管，呈放射状走行至周边部，动静脉难以区分，视盘中心区胶质增生（图 3-30-2）。

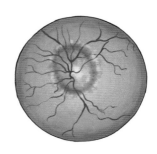

图 3-30-2　牵牛花综合征患者眼底示意图

会不会与遗传有关

由于牵牛花综合征罕见，且病为先天发育异常，父母们往往认为这种病与遗传相关。这种病多为单眼发病，女性发病率是男性的 2 倍。目前尚未发现牵牛花综合征有确凿的遗传学证据，可能与某些基因突变有关。

另一只眼会不会发病

虽然文献报道绝大多数患者为单眼受累，双眼发病患者很少见，但是家长们还是要注意定期检查双眼视力，警惕病情变化。

全身会不会有异常情况发生

眼部发现了牵牛花综合征的孩子，还可能合并先天性眼部其他异常及神经系统疾病，例如先天性白内障、斜视、小眼球、玻璃体囊肿、先天性瞳孔残膜（又称永存瞳孔膜）、青光眼、视网膜劈裂、视网膜脱离等。全身表现可伴有胼胝体发育不全、脑膨出、神经垂体异位、癫痫、唇裂等。

需要做哪些检查

由于这类患者有时合并先天性眼部其他疾病或神经系统疾病，医生可能会要求患者做一些适当的影像学检查，如 CT、磁共振以排除全身其他系统的先天异常（图 3-30-3）。

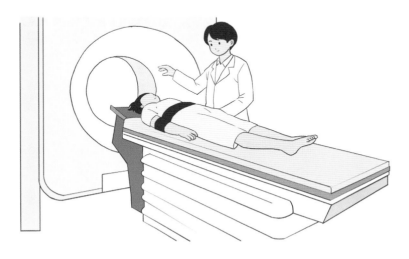

图 3-30-3　患者行神经影像检查示意图

眼部的诊断一般不难，根据患者特征性的视神经乳头牵牛花样特殊表现通常可以确诊。有些情况下可能需做一些更详细的眼部检查，如眼底荧光素血管造影、相干光断层扫描、视野等。

得了牵牛花综合征怎么办

目前牵牛花综合征尚无有效的治疗方法。目前的治疗多为对症治疗，如矫正屈光不正、弱视及斜视，如出现视网膜脱离则需要进行手术治疗。如果孩子合并了全身异常，则需要请其他科室专家协助诊治。

牵牛花综合征是一种可能严重影响患者视觉功能和全身发育的先天性疾病，现在我们对它的认识还十分有限，随着对疾病认识的不断深入以及分子生物学、基因工程的发展，相信我们将来会有更多的办法来治疗这类疾病，给患病的孩子和家长带来福音。

31 糖尿病也可以引起另一大致盲眼病——谈谈糖尿病性白内障

眼睛就如同精密的照相机，眼底病变如同照相机底片出现问题，白内障就如同照相机镜头模糊不清了，拍出来的照片质量不佳（图 3-31-1）。白内障是全球主要致盲性眼病之一。白内障本身并不可怕，如老年性白内障，它是随年龄的增长，器官出现老化的最典型的表现之一。而糖尿病也可引起白内障，糖尿病性白内障成为了第二大致盲性眼病。

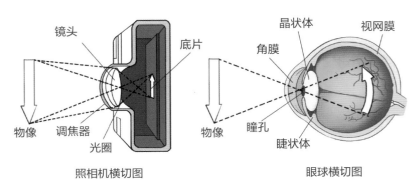

镜头　底片　晶状体　视网膜

角膜

物像　调焦器　物像　瞳孔　睫状体
光圈

照相机横切图　眼球横切图

图 3-31-1　眼睛成像原理示意图

糖尿病为什么可以引起晶状体混浊（即糖尿病性白内障）

晶状体就如同照相机镜头，是一个透明的组织，位于玻璃体前面、瞳孔后面，是眼球屈光系统的重要组成部分，也是唯一具有调节能力的屈光间质。由于各种原因，如衰老、遗传、外伤、代谢等因素引起晶状体的混浊称为白内障，其中，我们最熟知的是年龄相关性白内障，也称老年性白内障。还有一种与糖尿病相关的白内障，由于血糖过高，晶状体内糖分积聚增多，经过复杂的理化效应，将水分吸收于晶状体内部，使晶状体纤维发生一系列变性和破坏，最终晶状体丧失透明度，变得混浊，形成白内障。

糖尿病性白内障的分类

（1）真性糖尿病性白内障：多见于1型的青少年糖尿病患者。青少年的晶状体按理说较老年人更为透明，但青年糖尿病患者出现了与其年龄明显不相符合的晶状体混浊，多为双眼发病，病情进展迅速，可于短时间内发展为完全性白内障。此外，这类白内障还常伴有屈光改变。之前说到血糖升高导致水分进入晶状体内部，这一过程可以导致晶状体变"凸"，从而出现近视。

（2）合并老年性皮质性白内障：临床表现与老年性皮质性白内障相似，只是发病早，进展更快，此时往往很难完全界定是糖尿病引起的白内障还是年龄衰老引起的白内障。但无论是哪一种因素更突出，只要病情发展到一定程度，影响了视力，手术的方式都是一样的。

糖尿病性白内障的发病特点

糖尿病性白内障与晶状体的代谢有关，发病率较高，发生较早，进展较快，容易成熟。多数发生于血糖没有很好控制的青少年糖尿病患者。多为双眼发病，发展迅速，甚至可于数天、数周或数个月内发展为完全混浊。

如果被诊断为糖尿病性白内障该怎么办

（1）首先需要控制血糖；若血糖控制不佳，是禁止手术的，因为控制不佳的血糖会大大增加手术中或者手术后发生感染、出血等并发症的风险。

（2）手术治疗：超声乳化术是目前较为成熟的手术方式，通过超声的能量使得已经发生混浊的晶状体乳化，再经过特殊的器械予以吸除。但吸除了晶状体相当于照相机缺少了镜头，也是拍不出照片的，没有晶状体会使裸眼视力相当模糊，因此，需要植入人工晶状体替代原来晶状体的功能（图 3-31-2）。

（3）药物治疗：根据糖尿病性白内障的发病机制，可采用醛糖还原酶抑制剂疗法、糖尿病性白内障的抗氧化治疗等，但这

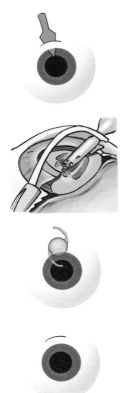

图 3-31-2　白内障手术示意图

些方法目前仍处于研究中。

糖尿病性白内障的预防

持续高血糖会加速白内障的进展，能在数周内导致眼睛失明。胰岛素可通过控制高血糖来预防白内障的发生或发展，但对已经形成的白内障或已失明的眼睛是无效的。因此，规律进行眼科检查、良好的血糖控制是预防糖尿病并发白内障的有效方法（图 3-31-3）。

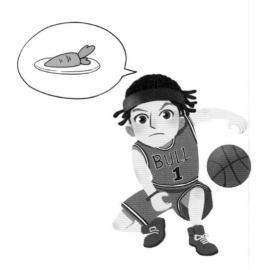

图 3-31-3 健康的生活方式

眼干、眼涩与糖尿病有没有关系

不少糖尿病患者总是觉得眼干、眼涩，但是到眼科检查并没有发现视网膜病变，认为与糖尿病不相干，忍一忍或找点"眼药"就自己解决了，其实这也可能是糖尿病引起的并发症，而且常常被忽视（图 3-32-1）。受邀于国际期刊，我们的研究小组总结了糖尿病引起眼表疾病的特点、治疗的选择等，发表于今年年初。

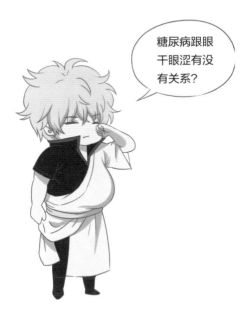

图 3-32-1　眼睛干涩是否与糖尿病有关系

糖尿病是否仅仅引起糖尿病性视网膜病变

糖尿病性视网膜病变是糖尿病所导致的重要的致盲眼病，但是糖尿病也可以引起眼部多种并发症，如眼表疾病、青光眼、白内障、前部缺血性视神经病变等。

糖尿病可引起哪些眼表疾病？特点是什么

糖尿病相关眼表改变十分复杂，常常容易让人忽视。糖尿病主要引起干眼症和角膜病变，两者的病情往往互相作用、互相影响。与正常人相比，糖尿病患者发生的眼表疾病主要具有以下 3 个特点。

（1）糖尿病患者所发生的眼表病变早期不易发现。糖尿病可导致全身周围神经退行性病变，周围神经也包括支配角膜、结膜和眼附属器感觉神经的三叉神经。糖尿病患者干眼症的发病率往往比正常人高，患者一旦发生眼表病变，眼干、眼痛等症状就没有正常人敏感，角膜知觉下降，患者如果无法及时就医，就会延误治疗（图 3-32-2）。

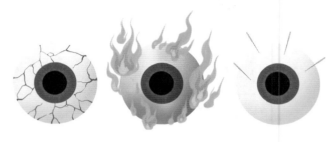

图 3-32-2　糖尿病引起的干眼症

（2）糖尿病可导致角膜上皮功能障碍。角膜分为 5 层，其中位于角膜最表面的上皮层是再生能力最强的，而糖尿病可引起角膜上皮细胞功能出现问题，影响其再生，同时也使得细菌、病毒及真菌更容易侵入眼表组织，因此易发生感染（图 3-32-3）。

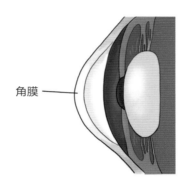

角膜

图 3-32-3　角膜剖面图

（3）已经发生了眼表病变的糖尿病患者与正常人相比，愈合／恢复更慢。糖尿病患者的角膜上皮缺少了支配神经的营养支持，高渗状态下角膜基底膜更新受阻，细胞代谢受损，发生在糖尿病患者身上的角膜糜烂更不容易愈合，病程更长，治疗起来就更加困难。

眼睛出现了哪些不适是与糖尿病相关的？没有不适，是不是就没有糖尿病眼病并发症发生

患者往往会出现眼红、眼干、畏光、流泪，可有视力下降。

眼红是眼表疾病最常见的症状，常常因刺激、炎症而产生。糖尿病患者的角膜知觉下降，早期症状往往不会很明显，建议糖尿病患者定期进行眼部检查，不仅需要看眼底是否发生病变，也要关注是否出现了眼表的改变（图 3-32-4）。

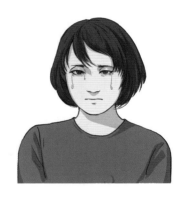

图 3-32-4 干眼症的临床表现（眼红、眼干、畏光、流泪）

已经发生了眼表病变的糖尿病患者，血糖控制稳定是否对病情有帮助

糖尿病患者血糖控制稳定后，角膜上皮细胞的功能逐步恢复，病情可能可以逐步改善。但就糖尿病引起的干眼症而言，干眼症的病理改变是不可逆的，这就要求糖尿病的患者及时就诊，尽量延缓病变的进展。

有没有预防的办法

　　首先，糖尿病患者对于眼表的问题应当高度重视！与糖尿病引起的视网膜病变相比，眼表问题往往容易被患者忽视。建议糖尿病患者在定期复查眼底情况的同时，能够进行眼表结构的检查，早发现，早诊断，早治疗（图 3-32-5）。

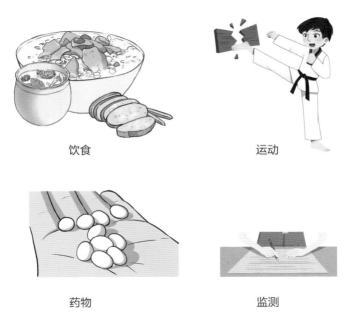

饮食　　　　　　　　　　　　运动

药物　　　　　　　　　　　　监测

图 3-32-5　严格控制血糖

糖友失明的罪魁祸首原来是它

　　糖尿病——极具杀伤力的"武器"，容易导致身体各器官及组织受损，糖尿病眼部并发症便是其中之一。糖尿病引起的眼病主要有糖尿病性视网膜病变（简称糖网）、糖尿病性白内障、新生血管性青光眼等。其中，糖网是导致患者失明最重要的原因，也是糖尿病患者最担心的眼部并发症。

糖网究竟是如何发生的（图 3-33-1）

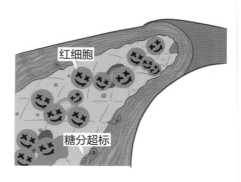

图 3-33-1　糖尿病患者血糖升高造成微血管病变

　　糖尿病性视网膜病变属于视网膜神经 - 微血管性疾病。糖尿病性视网膜病变的发生过程就是由于血糖长期控制不稳定和其他高危因素存在的情况下，视网膜的小血管长期"泡"在高糖环境中，因此血管壁变得脆弱，就像有裂缝的水管，容易渗漏、出血。

发生了糖网有什么表现

糖网患者早期没有任何症状，眼睛不疼、不红，视力也正常，但实际上大多数糖网患者都已有视网膜特征性的改变，只有专业的眼科医师和特殊的辅助检查才能发现。当糖网进展到晚期，可出现视力突然严重下降、眼前"冒黑烟"或视物变形等症状时，才想到看眼病（图3-33-2）。

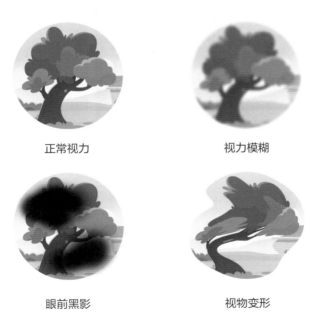

正常视力　　　　　　　　　视力模糊

眼前黑影　　　　　　　　　视物变形

图3-33-2　糖尿病性视网膜病变的临床表现

糖网如何分期

根据病变的程度不同，糖网大致可分为两个阶段，第一阶段为非增殖期，这时患者视力可完全正常，也可能出现一定程度的视力下降。如果非增殖期糖网未得到有效控制，疾病病情进一步发展，便进入第二阶段增殖期，此阶段会极大地威胁患者视力。当糖网发展到增殖期时，不仅可以出现视力进一步下降，还可能会出现牵引性视网膜脱离、玻璃体积血、青光眼等严重致盲性并发症，此时已经无法通过单纯控制糖尿病延缓疾病进展，患者必须接受眼底激光治疗、玻璃体腔注药术、甚至玻璃体切割术等治疗（图 3-33-3）。

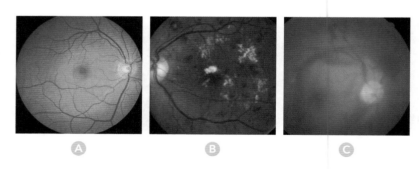

图 3-33-3　糖网发展阶段

A. 正常视网膜；B. 非增生期糖尿病性视网膜病变；

C. 增生期糖尿病性视网膜病变

糖尿病性视网膜病变虽然可导致视力下降甚至失明，但却是可以预防和治疗的。早期积极而有效地治疗糖尿病，可以延缓视网膜病变的发生和发展。

34　糖友如何"自保"眼睛健康

你是"危险"的糖友吗

　　糖尿病性视网膜病变是糖尿病眼病中最为严重的并发症。糖友不可大意这种致盲性眼病。多数糖友早期不会出现视力下降等任何症状，大多数患者直到发生了血管破裂出血或造成牵拉性视网膜脱离导致的视力严重下降时，才想到看眼病，这也是糖网致盲率居高不下的主要原因。所以早发现、早治疗对于控制糖网的发生发展至关重要（图 3-34-1）。

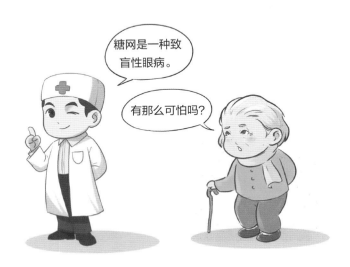

图 3-34-1　门诊就诊患者咨询什么是糖尿病性视网膜病变

糖友患病早期会有症状吗

糖尿病眼部并发症早期可没有任何症状，随着病情的进展，患者会发现在阅读、开车等日常生活中视力逐渐下降；眼前出现发黑的黑影漂浮物，如小球、蝌蚪等；视野缺损（眼睛能看到的范围较以前明显缩小）；出现闪光感或看东西出现重影等。若病变侵犯黄斑（黄斑是视觉最重要、最敏感的部位，负责精细视力和色觉的视锥细胞就分布于该区域），看东西会发生扭曲变形。最终，发展至晚期可出现牵拉性视网膜脱离，有的患者甚至会并发最严重的新生血管性青光眼，不仅疼痛难忍，还会导致失明（图 3-34-2）。

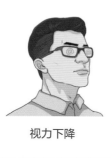
视力下降

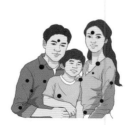
眼前黑影

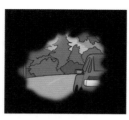

视野缺损

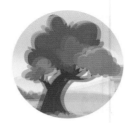
视物重影

图 3-34-2　糖尿病性视网膜病变患者临床表现

糖友如何监控眼睛的病情（图3-34-3）

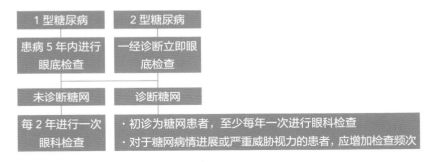

图 3-34-3　糖尿病患者随诊时间

　　糖网的发生发展是一个比较漫长的过程，定期随访、早期及时治疗，可以控制 98% 的视力丧失。应及时在眼科门诊就诊，进行裂隙灯检查、散瞳等眼底检查，必要时进行相干光断层扫描以及眼底荧光素血管造影检查。

如果发现了眼部早期并发症怎么办

　　一旦患有糖尿病眼部早期的并发症，如轻度糖尿病性白内障、轻度非增殖期糖尿病性视网膜病变，也不必紧张，早点开始严格控制血糖，增加眼科检查频率，很大程度能避免致盲的结果。如果糖网进展到非增殖期的重度，因尽早处理，积极配合医生，根据病情发展程度及时进行视网膜激光治疗、玻璃体腔注药术等治疗，控制糖网的发生发展，以免因病变发现较晚丧失治疗机会。

35 糖尿病患者如果视力不下降也需要找医生看眼底吗

答案是需要的。如果患者仅仅根据自己的视力下降与否来判断眼睛是否有问题，就会错过糖尿病性视网膜病变的"窗口期"。糖尿病性视网膜病变早期视力可以完全正常，但此时视网膜可能已经出现了病变，只有专业的眼科医生和特殊的仪器检查才能发现，所以应当早期开始治疗（图 3-35-1）。

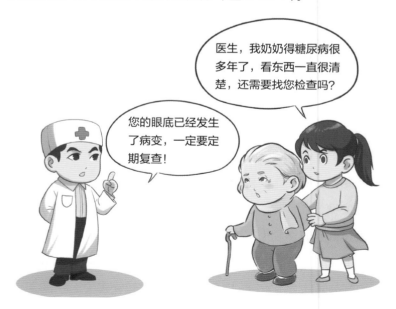

图 3-35-1　门诊就诊患者咨询糖尿病性视网膜病变的随诊方案

为何强调"早"

由于血糖存在"代谢记忆效应"，即便后期患者血糖水平降低，而前期长时间处于高血糖所产生的效应会被身体"记忆"，仍会导致视网膜病变。所以，一旦错过控制血糖的"窗口期"，到了后期，即便血糖控制良好，也往往于事无补，对糖网的治疗意义不大。

糖尿病性视网膜病变究竟是如何发生的（图 3-35-2）

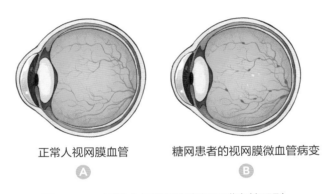

正常人视网膜血管　　　糖网患者的视网膜微血管病变

Ⓐ　　　　　　　　　Ⓑ

图 3-35-2　正常人与糖网患者视网膜血管区别

A. 正常人视网膜血管；B. 糖尿病性视网膜病变患者的微血管病变

视网膜的小血管长期处于高糖环境中，变得脆弱，就像有裂缝的水管，容易渗漏、出血，从而引起视网膜的病变，可致视物模糊、黑影等，甚至失明。

糖尿病患者一定会出现糖尿病性视网膜病变吗

答案是肯定的，只是糖尿病性视网膜病变发病的时间不同。糖尿病的病程是发生糖尿病性视网膜病变的最主要危险因素。如果患者还患有高血脂、高血压，或者为妊娠人群或年龄较大者就更容易发生糖尿病性视网膜病变。除此之外，阻塞性睡眠呼吸暂停低通气综合征（OSAHS）、遗传因素、吸烟、炎症及血管内皮功能障碍等也是糖尿病性视网膜病变的危险因素，这些因素相互作用、共同加速了糖尿病性视网膜病变的进展和恶化，但具体机制仍在进一步研究中（图 3-35-3）。

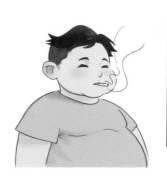
高血糖
高血压
肥胖
抽烟
妊娠
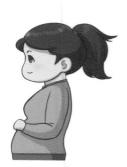

图 3-35-3　糖尿病性视网膜病变的危险因素

36 肥胖与眼病到底有没有关系

肥胖与超重无论在发达国家还是发展中国家都是不容忽视的公共卫生问题。根据美国疾控中心报道，在美国，肥胖紧随吸烟已经成为死亡的主要原因之一。肥胖和超重与全身疾病的关系大家都非常熟悉，那么，其与眼病的发病有没有关系呢？2007 年发表于 *Survey of Ophthalmology* 的一篇文章第一次阐述了肥胖与眼病之间的密切关系，给眼科医生和肥胖者都敲响了警钟。

这篇文章我们请在内分泌领域非常知名，特别是在研究肥胖及超重与代谢性疾病方面非常有造诣的、中华医学会糖尿病学分会副主任委员、海军军医大学第一附属医院（上海长海医院）内分泌科主任邹大进教授一起谈谈肥胖与眼病的话题。

肥胖是如何定义的

肥胖是指一定程度的明显超重与脂肪层过厚，是体内脂肪，尤其是甘油三酯积聚过多而导致人体病理、生理改变的一种状态。特点是体内脂肪细胞的体积和数量增加，导致体脂占体重的百分比异常增高，并在某些局部过多沉积脂肪（图 3-36-1）。医学上可以使用体重指数来评估一个人的胖瘦程度，体重指数等于体重（kg）除以身高的平方（m^2）。

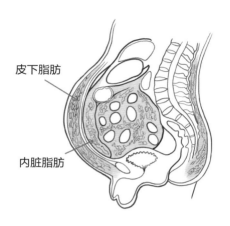

皮下脂肪

内脏脂肪

图 3-36-1　肥胖患者

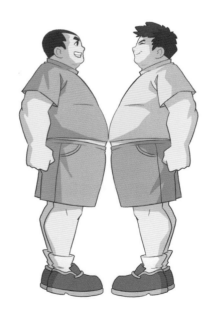

图 3-36-2　肥胖患者

世界卫生组织将身体的体重指数（BMI）≥ 30kg/m^2 定义为肥胖，25～29.9 定义为体重过重。当然，针对不同种族、不同年龄，其定义也是不同的。比如在亚洲，将 BMI > 25kg/m^2 作为肥胖的临界值。在中国，将 BMI ≥ 28 作为肥胖的临界值，将 BMI ≥ 24 作为超重的临界值。中国人的肥胖常常以腹型肥胖为主，腰围男性 > 96cm，女性 > 86cm 即为腹型肥胖。但应注意的是，有些 BMI 增高的患者不是脂肪增多，而是肌肉或者其他非脂肪组织增多（图 3-36-2）。

肥胖对身体有什么影响

研究发现，因疾病死亡的患者中有 15%～20% 的患者合并有肥胖症。肥胖与心血管疾病，特别是冠心病、高血压、糖尿病的发生与发展具有明显的相关性（图 3-36-3）。

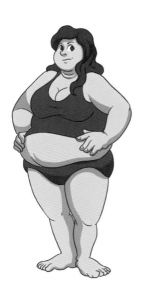

图 3-36-3　肥胖患者

什么原因可导致肥胖（图 3-36-4）

（1）遗传与环境因素：如果父母中有一人肥胖，子女肥胖的可能性为 40%，如果父母双方都肥胖，子女肥胖的概率可达 70%～80%。

（2）不健康的生活方式：饮食不注意，如高脂、高蛋白饮食，能量摄入量大于身体消耗量，熬夜、食用夜宵等不良生活习惯等。

（3）物质代谢与内分泌功能紊乱：神经内分泌紊乱，造成多食或者厌食。

（4）能量代谢异常：长期不运动，基础代谢率低。

（5）神经精神因素：将"吃"作为缓解精神压力的方法。

（6）药物性肥胖：与某些药物的副作用相关，比如使用泼尼松等激素类药物。

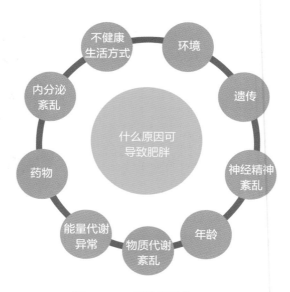

图 3-36-4　导致肥胖的原因

肥胖与四大眼病有关（图 3-36-5）

（1）白内障：1995—2000 年，在调研对象为 22 071 人的一项调查中显示，BMI 每增加 2 个单位，白内障发病人数会增加 12%，但是目前也没有证据表明，减肥可以预防白内障的发生与发展。

（2）青光眼：许多大型研究都证实，BMI 高于正常值与眼内压升高有关。

（3）老年性黄斑变性：老年性黄斑变性分为干性与湿性两种类型。大型人群研究也证实，肥胖，特别是甘油三酯代谢异常，与干性、湿性两种类型的老年性黄斑变性发病都有关。

（4）糖尿病性视网膜病变：肥胖与糖尿病性视网膜病变的

关系越来越多地被研究所证实。确切的原因还不得知，但是肥胖与心血管疾病及高血压的发病关系密切，这也是糖尿病性视网膜病变发生的危险因素。

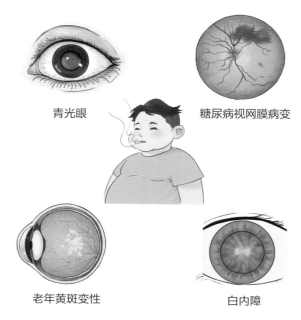

青光眼　　　　　　　　糖尿病视网膜病变

老年黄斑变性　　　　　　白内障

图 3-36-5　与肥胖相关的眼部病变

如果超重了怎么办

（1）合理饮食：改变饮食习惯，营养搭配合理，食用健康食品。

（2）注意锻炼：特别是上班族，注意工作与休息相结合。

（3）咨询医生：如果是病理性肥胖，即由疾病导致的肥胖就需要看医生了。

37 晚上或黑暗处看不见，是得了什么病

有些人在光线昏暗的环境下或夜晚看不清甚至完全看不见，但是在光线好的地方可以基本正常，这是怎么回事呢（图 3-37-1）？

这种现象在医学上称为"夜盲症"，俗称为"雀蒙眼"。

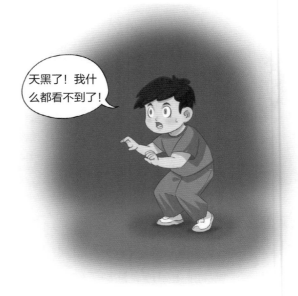

图 3-37-1　视网膜色素变性患者的临床表现

什么原因引起的夜盲症

下面，我们按照不同类型的夜盲症来详述。

（1）暂时性夜盲症：也就是说夜盲症是短时间发生的，是可以逆转的。这种往往是由各种原因导致体内维生素 A 缺乏导致的，只要摄取足够的维生素 A，是可以改善 / 痊愈的。

（2）先天性夜盲症：往往是从小出现症状，部分人有家族史。这种夜盲症常是因为遗传导致的，也就是说基因突变，如视网膜色素变性，先天性静止性夜盲症。这类患者因为是从小夜盲症，形成了适应，所以常常到青春期或成年后才自我发现有夜盲症的症状。

（3）获得性夜盲症：也成为继发性夜盲症，是由于疾病损害了视网膜细胞引起的，如弥漫性脉络膜炎、梅毒等。获得性夜盲症的程度取决于原发病病情的严重程度。如原发病得到控制并好转，夜盲症可逐渐得到改善。但改善的效果取决于最终视网膜细胞功能的恢复情况。因此，早发现、早干预、早治疗依然很重要。

下面详细介绍引起夜盲最常见的疾病——原发性视网膜色素变性（RP）

我们都知道猫头鹰夜间活动时视觉非常灵敏，其实主要原因为视网膜中视杆细胞非常丰富。喜夜间活动的动物视杆细胞发达。视杆细胞是感受弱光刺激的细胞，对光线的强弱反应非常敏感。RP 的主要病因是视杆细胞进行性功能障碍，晚期累及视锥细胞和视网膜色素上皮细胞。因此，视杆细胞损伤后引起患者夜盲。全球 RP 的患病总人数约为 1.5 亿，也是引起夜盲症最常见的疾病之一（图 3-37-2）。

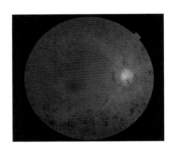

图 3-37-2　视网膜色素变性眼底照

如何自我判断是不是得了 RP 呢

（1）自我感觉的症状

1）夜盲：是 RP 最常见的最早期的症状。RP 患者在夜间开车或活动时，偶然发现在暗光下视力下降。

2）色觉异常：一般当 RP 患者视力低于 0.5 以下时，可能会出现看东西时颜色发生改变。

3）闪光感或其他症状：患者常常感觉眼前有很小的闪烁光或者较大的闪烁块，呈现持续性。

4）视力下降：RP 患者的视力差别非常大，有些人可达到1.0，有些人可完全失明。有些患者从小视力已经非常差，有些患者到五六十岁仍然保持生活视力。此外，部分 RP 患者可并发一些眼部疾病，如白内障、视网膜血管病变等。当出现不同并发症时，RP 患者的视力可严重下降。

（2）体征

1）慢性进行性的周边视野缺失，视网膜萎缩、变性，晚期导致中心视力丧失。

2）可见视网膜血管变性、骨细胞样色素沉着、视盘颜色蜡黄。

3）眼部其他异常：可见玻璃体细胞。

4）全视野视网膜电图（ERG）及暗适应异常。

5）白内障、高度近视与散光通常与 RP 相关。

RP 是如何遗传的？得了 RP 是不是一定会遗传给后代

答案是不一定。根据是否出现并发症状，RP 可分为单纯型 RP 和综合征型 RP。单纯型 RP 是指仅出现 RP 的症状，这类患者约占所有病例的 65%。综合征型 RP 是指除了有 RP 的症状外，还伴有全身其他异常，如听力下降、肥胖、牙齿异常等。目前认为 RP 多与遗传有关，主要遗传方式为常染色体显性（AD）、常染色体隐性（AR）及伴 X 连锁遗传（XL）。迄今为止，已发现至少有 87 种基因与 RP 的发病有关，随着基因测序技术的普及和临床应用，越来越多的致病基因被发现（图 3-37-3）。

常染色体隐性遗传 RP 约占单纯型 RP 患者的 50%～60%，

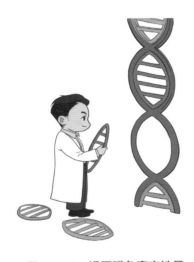

图 3-37-3　视网膜色素变性是
一类遗传性疾病

这类患者一般 10 岁前发病。目前已发现 67 个 AR 致病基因。中国人群中突变频率最高的前三位基因为 USH2A、CYP4V2、EYS。AD 约占单纯型 RP 患者 30% ~ 40%，这类患者一般在 50 岁以后发病，常见的致病基因为 PRPF31、RHO、RP1。XL 约占单纯型 RP 患者的 5% ~ 15%。与其他类型 RP 比较，这类患者临床表现最严重，发病年龄早，视力差。目前发现的在 X 染色体上与 RP 相关的位点已有 20 个，例如 RP2、RPGR 与 OFD1 等。

　　此外，RP 的临床表现非常多样，根据临床表型，视网膜色素变性通常分为以下几种类型：周边型视网膜色素变性（典型，最常见，病变从视网膜周边部开始向中心进展）、中心型视网膜色素变性（较罕见，这类 RP 患者的病变从视网膜中央部开始向周边进展）、扇形视网膜色素变性（较为罕见，病变只累及视网膜的部分区域）、象限型视网膜色素变性（较为罕见，病变只累及视网膜的某一个象限）等。因此，当患者出现以上症状时，请及时就医。

38　谈谈一种常见的致盲性眼病
——视网膜色素变性

夜盲症常不能引起人们足够的重视，多数人认为夜盲症只是光线暗的时候视力不好，不会致盲或者引起眼部其他异常，因此"任其发展"。殊不知它的背后还可能隐藏着一类可怕的致盲性眼病——视网膜色素变性。

应该如何预防视网膜色素变性呢

前文已经介绍过，视网膜色素变性是一类遗传性疾病，很遗憾，目前尚无有效的治疗方法。因此预防的重点应重在降低 RP 患者的出生率，如应该避免近亲结婚、隐性基因携带者避免与其他隐性基因携带者或家族内有视网膜色素变性患者的人结婚。已经患有 RP 的患者可以通过补充血管扩张药物、维生素或视神经、视网膜营养药物缓解疾病的进展。然而近年来关于 RP 的治疗也取得了令人振奋的成果与进展（图 3-38-1）。

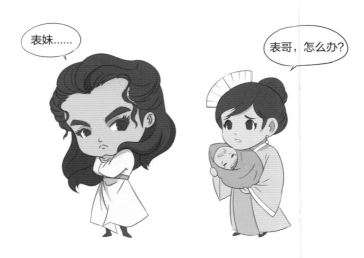

图 3-38-1　预防视网膜色素变性，避免近亲结婚

视网膜色素变性治疗新进展

（1）基因治疗：通俗地说，就是从基因水平进行治疗。因为 RP 的发病原因是基因突变，从根本上将突变的基因修正，才能真正起到治疗作用。主要原理是把正常基因导入视网膜病变的细胞内，从而产生正常的基因表型。眼病基因治疗走在最前沿的是 *RPE65* 基因。2018 年 1 月 4 日 Spark Therapeutics 开发的基因治疗药物 Luxturna 被正式批准上市，是美国批准的第一个直接治疗特定基因突变疾病的基因治疗药物。它不但可以治疗雷柏氏先天性黑矇症 2 型患者，还能够治疗由 *RPE65* 基因突变引起的其他眼疾，如早发性视网膜色素变性。伴随着 *RPE65* 基因治疗有效性和安全性进一步得到验证，越来越多的遗传性视网膜疾

病基因治疗进入临床试验，包括 PDE6B、MERTK、ABCA4、CHM 等。目前已有几百位患者接受上述临床试验治疗。

（2）人胚胎干细胞治疗：干细胞治疗的本质是用好的细胞替代受损的细胞。因为损伤的视网膜细胞是无法再生的，通过引入正常细胞可以替代受损的细胞发挥正常的功能。目前干细胞用于眼病治疗有得天独厚的优势。首先，眼睛这一器官很小，干细胞治疗所用的细胞较少，那么制备干细胞过程中传代较少，导致传代过程中发生的变异就比较少，细胞较为安全。其次，眼睛是全身唯一一个可以直视到后部结构如视网膜的器官，这样我们可以借助一些光学设备如手术显微镜、玻璃体手术器械在直视下操作，并精准定位到需要治疗的部位。第三，眼睛是一个免疫豁免器官，细胞治疗在其他器官中容易受到免疫排斥，而在眼睛中就较易存活，而只有存活才可以发挥它的营养作用和再生作用，这也是细胞治疗的前景所在。第四，眼睛这个器官在判定治疗效果时指标明确。相比较大的脏器功能指标的小的变化很难判定治疗效果。而眼睛在治疗后视力能提高 2～3 行就能明确并有力地证明治疗有效。此外，眼睛虽然是中枢神经组织的一部分，和其他神经组织有共性的地方，但是其末端细胞如光感受器细胞只有一侧和神经组织形成突触，这一特点使得其更容易实现再生治疗。然而，尽管通过干细胞移植疗法治疗 RP 已经取得了一定进展，但是仍有许多挑战。首先，干细胞存活和迁移率低。其次，存在一些生物安全和伦理问题，如干细胞致癌性、免疫排斥反应等。

最后，干细胞移植治疗的适应性也十分重要，包括患者的年龄、全身健康状况等因素，也需要谨慎考虑。

（3）视网膜假体疗法：就是用"人工视网膜"植入眼球内，代替受损的视网膜发挥正常的视觉功能。

（4）助视器：视力低下者可以配戴助视器，如光学助视器、电子助视器等。光学助视器包括远用光学助视器和近用光学助视器。电子助视器即通过摄像头将所阅读的对象转换为影像，再上传到屏幕上放大。

（5）多项研究提示，维生素 A、叶黄素也可作为补充疗法。研究认为 RP 患者可以从补充维生素 A 中受益，因为维生素 A 可以减缓视锥细胞视网膜电图振幅的下降速率，而维生素 A 缺乏会加快 RP 的病程，然而维生素 A 并不能改善患者的视力及视野。并且 18 岁以下的患者、孕妇或备孕妇女及 ABCA4 突变导致的 RP 不建议补充过量的维生素 A，因为它可以导致过量的脂褐素在视网膜色素上皮细胞中积聚，产生毒性作用，导致胎儿畸形。此外，长期补充维生素 A 还可以增加骨质疏松及肝脏毒性的危险，因此建议同时适量补充钙及检测肝功。此外，研究显示叶黄素、视网膜类胡萝卜素摄入量不足，也会加速疾病的发展。每日口服 20mg 叶黄素持续半年，50%RP 患者黄斑区色素丢失减少，但是中心视力并没有显著提高。2006 年一项 I / II 期临床实验（NCT00029289）结果显示，口服叶黄素只能改善视野，对视力及对比敏感度无明显提高。

其中，基因治疗和干细胞治疗方式是最有前景的视网膜色素变性的治疗方式，干细胞治疗和视网膜假体疗法详见后续章节（图 3-38-2）。

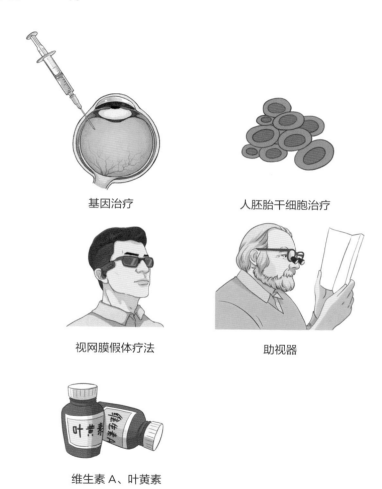

基因治疗　　　　　　　　　人胚胎干细胞治疗

视网膜假体疗法　　　　　　助视器

维生素 A、叶黄素

图 3-38-2　视网膜色素变性的预防及治疗方式

39 眼睛和耳朵共同发病是偶然吗

什么是 Usher 综合征？

在眼底病门诊经常碰到眼睛和其他器官共同发病的患者，那么眼睛和耳朵可以共同发病吗？下面，就向大家介绍一种并不罕见的疾病（图 3-39-1）。

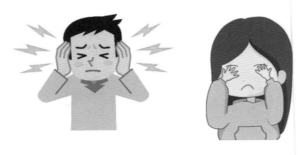

图 3-39-1　Usher 综合征患者可同时出现眼睛和耳朵的问题

Usher 综合征也称为 Graefe-Usher 综合征，又称遗传性耳聋 - 视网膜色素变性综合征，以先天性感音神经性聋（由内耳听神经发育不全、妊娠期受病毒感染、服用耳毒性药物或分娩时受伤等原因引起的先天性耳聋，典型症状为发作性眩晕、波动性耳聋、耳鸣等）以及渐进性视网膜色素变性而致视野缩小、视力障碍为主要表现的一种常染色体隐性遗传性疾病。

要了解 Usher 综合征，就不得不提视网膜色素变性（RP），详见上一篇文章。

Usher 综合征是如何被发现，如何被命名的

von Graefe 于 1858 年首先报道了聋哑合并视网膜色素变性病例。1914 年英国眼科医生 Charles Usher 通过研究视网膜色素变性人群中耳聋的发病率，首次提出此病与遗传因素有关，是一种独立的家族性疾病。1972 年 Holland 等将该病正式命名为 Usher 综合征。目前中国人群尚缺乏相关流行病学调查资料。

病因有哪些

Usher 综合征是一种遗传性疾病，以常染色体隐性遗传方式为主，具有高度遗传异质性（即表现型一致的个体或同种疾病临床表现相同，但可能具有不同的基因型），目前已发现有 12 个位点和 9 个致病基因与此病发生有关，其中 7 个位点与 I 型疾病相关，I 型的致病基因以 MYO7A 最为常见。

临床上有哪些表现

（1）眼部表现：患者常以夜盲为首发症状，双眼视野向心性缩小，逐渐发展成管视或全盲。早期视力一般正常，随病情发展，半数患者中年后全盲，常伴有眼球震颤，晚期并发白内障。部分患者还可出现红绿色盲和青光眼。医生通过检查眼底可发现视网膜色素变性，典型者色素沉着呈骨细胞样，视盘蜡黄色萎缩。

（2）临床分型：Usher 综合征根据发病年龄、视力及听力受损的严重程度及是否伴有前庭功能障碍，分为 3 型。Ⅰ型：最严重，常在儿童时期发病，表现为先天性、严重的神经性耳聋伴视网膜色素变性及前庭功能消失，出现严重的平衡问题。Ⅱ型：最常见，症状轻，表现为中度或重度先天性神经性耳聋伴视网膜色素变性及前庭功能正常。Ⅲ型：最少见，表现为成人发病，不同程度的神经性耳聋伴视网膜色素变性及不稳定的前庭功能。Ⅰ型患者几乎都在 15 岁前出现夜盲。而Ⅱ型、Ⅲ型患者的夜盲发病年龄早晚不一。

（3）耳部表现：患者常伴有先天性双耳感音神经性聋，有些表现为全聋或聋哑，并伴有眩晕和步态不稳等前庭功能障碍症状。

（4）其他表现：少数患者还可出现嗅觉减退或丧失、智力低下、脑电图异常等。

如何治疗

本病目前尚无有效治疗方法。有研究表明，部分患者服用维生素 A 等抗氧化剂后，有助于减慢视力退化。Ⅰ型重度耳聋，可选佩适宜助听器。精确的临床及分子诊断是判断预后、治疗及优生优育的基础和关键。目前英国已开展了筛查 MYO7A 基因的工作，以期对遗传咨询和产前诊断起到一定的指导作用，对患儿未来教育也具有指导意义。对于此类致残性遗传病，需要重点关注致病基因。目前诊断 Myocin7A 所致 Usher 综合征的基因治疗仍在临床试验阶段，希望不久的将来，基因治疗能真正用于临床，造福患者。

40 眼睛里面会不会长肿瘤

　　眼睛，只占人体总表面积的 2%，但是却发挥着重要的功能——80% 的外界信息都是通过眼睛获得的。那么，这么小却重要的器官会不会得肿瘤呢？答案是肯定的！除了牙齿、指甲、毛发等外，人体其他组织器官均有可能得肿瘤。眼睛的肿瘤分为外眼及眼内肿瘤，下面就给大家介绍几种常见的眼内肿瘤。

良性肿瘤

　　（1）视网膜血管瘤：von Hippel 于 1985 年及 1911 年两次从临床及病理方面报道。病因不明，为常染色体显性遗传病。眼部改变可独立发生（von Hippel 病），也可合并全身内脏器官病变（von Hippel-Lindau 综合征）（图 3-40-1）。

　　1）临床特征：男女均可发病，年龄多在 20 ～ 50 岁。眼底表现：肿瘤呈橘红色球状，有异常扩张的滋养血管与之相连，随疾病发展，可继发玻璃体积血、渗出性视网膜脱离，累及黄斑可引起视力下降。疾病按病程可分为五期：初期、血管扩张及血管

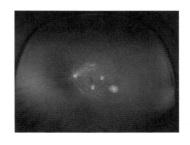

图 3-40-1　视网膜血管瘤眼底照片

瘤形成期、渗出及出血期、视网膜脱离期、晚期。眼底荧光素血管造影对本病的诊断非常重要。

2）治疗：可采取光动力治疗、光凝、冷凝、电凝等治疗方式。瘤体越小，治疗越早，疗效越好。

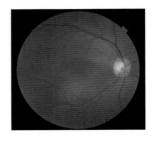

图 3-40-2　脉络膜血管瘤
眼底照片

（2）脉络膜血管瘤：脉络膜血管瘤是一种原发性、先天性、血管性错构瘤样病变，多见于青年人，单眼发病，疾病发展较缓慢。大多数为海绵状血管瘤，毛细血管瘤极为罕见（图3-40-2）。

1）临床症状及分型：早期无明显症状，晚期可引起视网膜下积液、视网膜脱离、黄斑区水肿，出现视力减退、视物缩小、视物变形，还可引起继发性青光眼。根据病理分型可分为孤立型脉络膜血管瘤及弥漫型脉络膜血管瘤，弥漫型脉络膜血管瘤常合并同侧颜面皮肤及脑膜血管瘤（Sturge-Weber 综合征）。

2）预后及治疗：虽然脉络膜血管瘤为良性肿瘤，但随着瘤体的缓慢增大，易并发视网膜脱离及青光眼，视力预后差。可行光动力治疗、冷凝，放射治疗，激光光凝术等。

恶性肿瘤

（1）视网膜母细胞瘤（RB）：是一种发生在儿童眼部的恶性肿瘤。多发生于 5 岁以下，偶见于成年人，可侵及单眼或双眼。

确切病因不明，6%为常染色体显性遗传，94%为散发病例，其中25%为遗传突变，其余为体细胞突变，亦有人认为与病毒感染因素有关。从发病机制上看，与 *Rb1* 等位基因的缺失和失活具有直接联系（图3-40-3）。

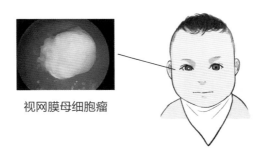

视网膜母细胞瘤

图 3-40-3 视网膜母细胞瘤的眼底表现

RB 肉眼观察为单个或多个视网膜内白色小瘤。肿瘤向眼球中心生长，向玻璃体扩散，或者在视网膜下向外生长引起视网膜脱离，故患儿呈典型的猫眼外观。

1）分型：①内生型；②外生型；③混合生长型；④弥漫生长型；⑤苔藓生长型。

2）分期：①眼内期：在眼内生长时外眼正常，因患儿年龄小，不能自述有无视力障碍，因此本病早期一般不易发现。②青光眼期：由于肿瘤逐渐生长、体积增大，眼内容物增加，使眼压升高，引起继发性青光眼，患儿出现眼痛、头痛、恶心、呕吐、眼红等。③眼外扩展期：瘤细胞沿视神经向颅内蔓延，或穿破巩膜进入眶内，导致眼球突出。④全身转移期：可由血管或淋巴管转移到全身多个器官。

3）治疗：目前视网膜母细胞瘤的治疗方案包括眼球摘除、局部治疗（如激光凝固法、冷冻疗法、眼动脉介入治疗、经瞳孔的温热疗法及粒子放疗）以及化疗结合局部治疗、外照射、基因治疗、中医治疗等。眼球摘除在很多晚期患儿仍然是一种延长生命的有效方法。

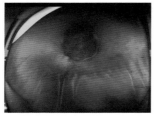

图 3-40-4　葡萄膜恶性黑色素瘤眼底照

（2）葡萄膜恶性黑色素瘤（UM）：葡萄膜黑色素瘤是成年人最常见的眼内恶性肿瘤，病因仍处于研究阶段，多见于 50~60 岁，单眼多发，以脉络膜者最多见。GNAQ / 11 是迄今为止发现的 UM 中最重要的致癌基因（图 3-40-4）。

1）临床分型及特点

按部位分为：①虹膜恶性黑色素瘤；②睫状体恶性黑色素瘤；③脉络膜恶性黑色素瘤。

根据形式及发展不同分为 3 种：①局限或结节型，较常见，早期在脉络膜内生长，局部隆起呈青灰色，当突入玻璃体时呈蕈状，头大，颈狭，底宽，血管丰富。②弥漫扁平型，较少见，眼底表现为橘红色或稍暗的广泛性浆液性视网膜脱离，恶性程度高，相对预后更差。③坏死型。

2）病理学分型：一般将葡萄膜黑色素瘤分为 4 种类型：梭

形细胞型、混合细胞型、上皮样细胞型及坏死型黑色素瘤。梭形细胞型和混合细胞型最为常见。

3）治疗：保守治疗以短距离放射治疗为首选。手术治疗包括眼球摘除术、局部肿瘤切除术联合视网膜脱离手术等。

（3）脉络膜转移癌：脉络膜转移癌是由全身其他脏器肿瘤转移到眼内的恶性肿瘤，近年来其发病率有上升趋势。以乳腺癌转移最多见（50%），多发生于女性；其次，肺及支气管癌的转移（10%～15%），多见于男性（图3-40-5）。

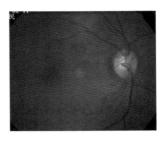

图 3-40-5　脉络膜转移癌
眼底照

1）临床特点：脉络膜转移癌发展较快，患者早期常以视力突然下降，出现闪光感、中心暗点且逐渐增大就诊。有些患者可有眼痛表现，多出现于原发乳腺癌患者，这是由于乳腺癌癌组织较硬，在眼内压迫睫状神经而产生。脉络膜转移癌常局限于脉络膜，不突破视网膜色素上皮，也不侵及玻璃体。眼底表现为多灶性，扁平状隆起，常呈灰黄色、黄白色或灰色，可出血，形成新生血管，晚期可出现视网膜脱离。另外，少数患者可继发青光眼。临床上需要与脉络膜黑色素瘤、脉络膜血管瘤等鉴别。

2）治疗：治疗目的主要是改善患者生存期的生活质量或减轻痛苦。在积极治疗原发癌的基础上，可根据肿瘤大小、视网膜脱离范围等选择光动力、放疗、激光、冷冻、眼球摘除联合义眼台植入等。

41 眼睛里面长白点？——高度近视的年轻女性可能会得的一种眼底疾病

不久前，27 岁的白领李女士左眼突然看东西模糊，长期被高度近视困扰的她不由得紧张起来，非常担心自己眼睛的状况，一周后在家人陪同下来到医院就诊。眼科检查，双眼视力右眼 0.1，戴镜 0.8；左眼 0.03，戴镜 0.1；双眼前节未发现异常；眼底检查可见左眼底散在多个白色点状病灶，位于视网膜深层及黄斑区视网膜色素上皮层，分布在血管弓附近的后极部以及黄斑周围，未侵及黄斑中心凹。仔细询问，患者 1 周前有感冒病史；双眼近视度数 1 200 度（图 3-41-1）。

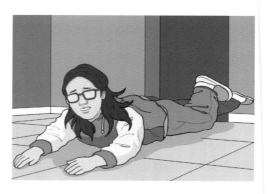

图 3-41-1　女性高度近视患者

FFA 于造影早期即可见左眼后极部散在小片状略强荧光；右眼大致正常。

OCT 显示左眼视网膜外层及黄斑区视网膜色素上皮层厚度不均，显示局灶性椭圆体带缺失、变薄，反光强度减弱。

那么，眼底检查与 FFA 所显示的白点是怎么回事

根据临床表现及辅助检查结果，李女士被诊断为左眼一过性多发性白点综合征（multiple evanescent white dot syndrome，MEWDS）。MEWDS 于 1984 年由 Jampol 等最先报道并命名。MEWDS 是一种急性、多灶性的视网膜病变，眼底主要表现为累及视网膜外层及黄斑区视网膜色素上皮层的白色点状白斑。好发于青年女性，通常为单眼发病。病因及发病机制现在还不明确，但可能与病毒感染和 / 或免疫相关，因为其发病前多有感冒等感染病史。MEWDS 为一种自限性疾病。

MEWDS 会有什么症状呢

（1）起病前超过 50% 的患者有类感冒样症状，患者常以为是感冒 / 劳累导致的视力下降，因此没有及时就医（图 3-41-2）。

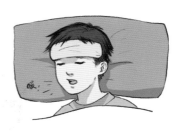

图 3-41-2　感冒样症状

（2）视物模糊（图 3-41-3）。

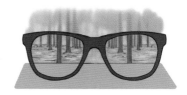

图 3-41-3　视物模糊症状

（3）闪光感（图 3-41-4）。

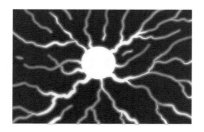

图 3-41-4　闪光感症状

（4）视野缺损（图 3-41-5）。

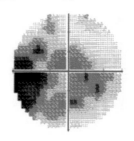

图 3-41-5　视野缺损症状

（5）色觉异常（图 3-41-6）。

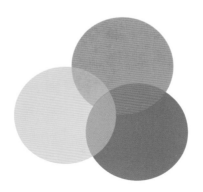

图 3-41-6　色觉异常症状

诊断 MEWDS 还需要什么其他依据呢

（1）眼底表现：视盘、黄斑及视网膜血管弓附近有多发性白色点状病灶，病灶边界欠佳。黄斑区可呈现特征性橘红色颗粒样改变（图 3-41-7）。

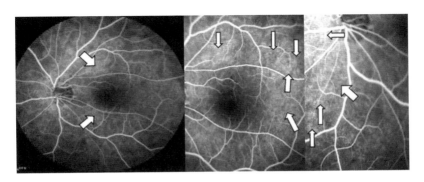

图 3-41-7　MEWDS 患者荧光造影特点

（2）FFA：荧光造影早期可见视网膜深层与视网膜色素上皮之间，相应于白点病变处出现点状强荧光，后期病灶着色。

（3）吲哚菁绿脉络膜血管造影（ICGA）：注入 10 分钟后，病灶明显弱荧光，多数大小固定不变。

（4）视网膜电图（ERG）／眼电图检查（EOG）：ERG 可表现为 A 波振幅减小。

（5）相干光断层扫描（OCT）：病灶对应处可见椭圆体区结构紊乱或缺失。

视网膜上有白点一定是 MEWDS 吗

白点综合征或炎症性脉络膜视网膜病变是以视网膜外层以及黄斑区视网膜色素上皮层出现白色点状病变的一组疾病，需要与 MEWDS 相鉴别的疾病如下。

（1）急性后极部多灶性鳞状色素上皮病变：眼底表现像"橘红色视网膜上出现多个黄白色脓包"，多为双眼发病，病灶较大且更为深层，色较黄且更为浓厚。FFA 早期为遮蔽荧光，后期为强荧光（图 3-41-8）。

（2）鸟枪弹样视网膜脉络膜病变：视网膜上表现像多个枪弹，常伴有较明显的玻璃体炎症细胞浸润，多见于老年人且双眼发病。近 90% 的患者 HLA-A29 抗原阳性。FFA 所见病灶常较间接检眼镜所见少且不明显，病灶早期为遮蔽荧光，后期为轻微强荧光（图 3-41-9）。

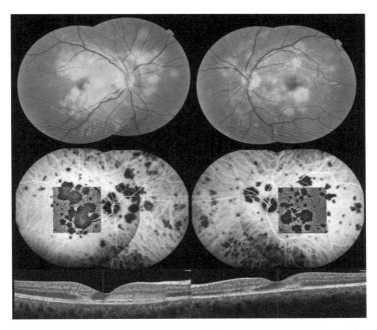

图 3-41-8 急性后极部多灶性鳞状色素上皮病变

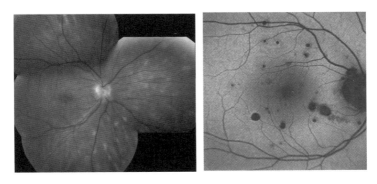

图 3-41-9 鸟枪弹样视网膜脉络膜病变

（3）多灶性脉络膜炎伴全葡萄膜炎：眼底表现类似于"橘红色视网膜上出现多个霉点，黑褐色与黄白色相间"。常伴有较明显的前房和玻璃体炎症，其病灶通常较为浓厚并可散布于周边部；炎症消退后病灶呈现为伴有色素的萎缩斑。视力恢复较为缓慢，常出现黄斑囊样水肿和脉络膜新生血管。多焦视网膜电图检查表现为持续性弥漫性的损害（图 3-41-10）。

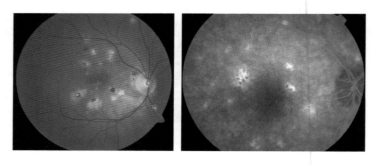

图 3-41-10　多灶性脉络膜炎伴全葡萄膜炎眼底照（左图）和 FFA（右图）

（4）急性视网膜色素上皮炎：其病灶为深色素的斑点外围绕一脱色素的晕环。FFA 表现为弱荧光的斑点，为一强荧光环所环绕。

患了 MEWDS 该怎么办

多数患者会非常焦虑，一直反复问医生：我会不会瞎？其实，不需要过度担心，MEWDS 是一种自限性疾病，多数人无需治疗，1~2 个月后视力可恢复到正常；视敏度 4~6 周可完全恢复，另外视网膜上的病变也可以完全恢复、消失。且 MEWDS 很少复发，即使复发，也可完全恢复。

那么如何才能在积极干预下更快恢复呢

首先，本病呈自限性，因此不需要过度紧张。此外，全身类固醇冲击疗法对 MEWDS 有一定的作用。有研究表明，对于早期或反复复发的 MEWDS，应用小剂量激素口服或局部治疗，或环孢素治疗有效。对于出现并发症，如继发脉络膜新生血管时可玻璃体腔注射抗 VEGF 药物。

42 Valsalva 动作——视力的小船说翻就翻

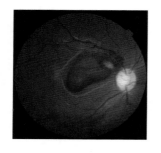

图 3-42-1 视网膜前出血
眼底照

"医生，我早上咳嗽了一下，眼睛就看不见了……"

"医生，我只和老伴抬了下桌子，就看不见了……"

门诊有时会遇到这样焦急的患者，当医生散瞳后，会发现视网膜前多了一条红色的"小船"，静静地泊在那儿，恰巧挡住了眼睛看东西最要紧的地方——黄斑，因此患者会觉得视力突然变差，甚至有可能只能看到手晃动的影子（图 3-42-1）。

视网膜前的出血因为形状像一条小船，因此被眼科医生称作舟状出血。

这些患者的眼底为什么会出血呢

这与他们当时的动作是密不可分的，咳嗽、抬重物等会导致胸腔和腹腔的压力剧增，使得患者眼内视网膜毛细血管破裂出血，造成黄斑区浅表的毛细血管破裂。这种使得胸腹腔压力急剧增加的动作在医学上被称为 Valsalva 动作。而由该动作引起的网膜前出血称作 Valsalva 视网膜病变。

那么，在生活中哪些是 Valsalva 动作呢

　　Valsalva 动作即深吸气后，在屏气状态下，声门关闭，猛力呼气。在生活中，搬动重物、咳嗽、呕吐、便秘时用力排便以及大笑等常见的动作均属于 Valsalva 动作。具有长期慢性三高史的人群需要特别当心。当然，Valsalva 视网膜病变的发病率较低，并不是做了 Valsalva 动作就会发生视网膜病变，所以也不用过于紧张和担心，发病者毕竟占的比例很小（图 3-42-2）。

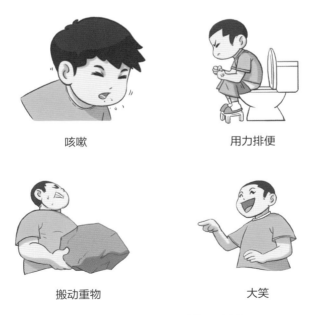

咳嗽　　　　　　　　　　　用力排便

搬动重物　　　　　　　　　　大笑

图 3-42-2　Valsalva 动作示意图

发生了 Valsalva 视网膜病变后应该怎么做呢

当然是第一时间到眼科就诊，Valsalva 视网膜病变一旦确诊，应该尽早打开兜住血液的内界膜，将血液释放出来，血液吸收后视力将恢复较好。打开内界膜首先可以尝试使用激光，如效果不佳可行微创的玻璃体手术。如果出血时间过长，可能导致视网膜及视神经功能损伤，造成视力恢复得不理想。所以一旦发生，应尽快到眼科就诊。

小长假、黄金周，可不能给血糖、血压、血脂的管理放假——三高的患者小心眼底出血

　　每逢假期，是放松身心的时候，也是亲朋好友团聚的时节。在这种时候，我们的生物钟节奏会打乱，饮食节制方面可能也小有放纵。休息不好、饮食油腻、饮酒，都容易加重身体的负担，而且在季节交替的时节，如十一、春节是各种心血管疾病的高发期，每次节假日过后，眼底病门诊总会遇到因眼底出血甚或是玻璃体大出血而突然看不见的患者。

什么是眼底出血

　　眼底出血是眼底血管性病变的共同表现。由于眼底血管是人体唯一直观可见的血管，当眼底出血的时候，医生通过使用特殊的眼底检查镜、影像设备可以看到出血的位置和范围。

什么原因可以导致眼底出血

　　引起眼底出血的原因包括全身和眼睛局部两大类。全身病变，如三高——高血压、高血糖、高血脂。具体来说，有我们前面提到的糖尿病性视网膜病变、高血压及肾病所引起的视网膜病变等。

眼睛局部病变是指眼底血管本身发生的病变。如视网膜静脉阻塞、视网膜血管炎、视网膜脉络膜炎、视网膜血管瘤、老年黄斑变性、高度近视眼底病变等。另外，还有部分老年人会在发生玻璃体后脱离时，由于玻璃体的骤然牵拉引起小血管的破裂而伴发出血。

眼底出血后眼睛会有哪些表现

当出血量少，或出血没有影响到黄斑时，可能仅仅有突然出现的黑影甚至没有症状。如出血量多，患者可感到眼前有浮动黑影，甚至视线完全被黑影所遮挡，仅剩光感；如出血位于视网膜中心（黄斑区），患者中心视力丧失。若发生了玻璃体大出血，可以感觉到眼前红色的遮挡，视力严重下降（图 3-43-1）。

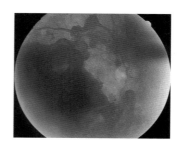

图 3-43-1　眼底出血照

每逢假期，很多人都会安排全家出游，疏忽了对三高的管理

　　很多老人，平日里可以按时测量血压、监测血糖，但一到假期就放松警惕，不按时监测血糖或血压；另外，三高的患者往往忘记控制饮食，一改平日对饮食的节制，大量饮酒，大量油脂及高糖的食物入口，高胆固醇会让老年人本来就狭窄的血管变得更窄，发生堵塞，不仅有发生脑血管阻塞（脑梗死）、心血管阻塞（心肌梗死）的风险，也可能会发生眼底出血（静脉阻塞）或缺血（动脉阻塞）。

什么是早产儿视网膜病变

早产儿都会发生视网膜病变吗

医学上定义孕周大于或等于 37 周（自末次月经第一天开始计算）即为足月胎儿，小于 37 周为早产儿。由于早产儿身体各个器官还未发育成熟（尤其是肺组织），出生后极易发生缺氧，所以吸氧很常见，若吸氧时间过长，或浓度过高，随之而来的是早产儿最常见的致盲性眼病——早产儿视网膜病变（retinopathy of prematurity，ROP）（图 3-44-1，图 3-44-2）。

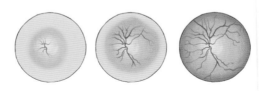

图 3-44-1 视网膜血管的发育

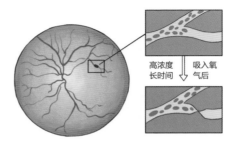

图 3-44-2 未发育成熟的视网膜血管过度吸氧后易致血管的病理性改变及闭塞

视网膜血管作为眼底末梢循环，在胎儿发育中相对大血管而言比较滞后，足月儿出生后视网膜血管仍在发育，早产儿更甚。低体重早产儿的视网膜周边组织仍为无血管区，如果此时过度吸氧，会引起毛细血管内皮损伤，导致血管闭塞，继之病理性新生血管生成，破坏眼底正常结构。

ROP 有哪些临床表现

ROP 在临床上根据病变发生部位分成 3 个区，根据其病变严重程度可分为 5 期。病变早期在视网膜的有血管区和无血管区之间出现分界线，而后可见血管增殖扩张，异常走行，伴有纤维组织增殖，晚期逐渐进展为部分或完全牵拉性视网膜脱离。为方便疾病的统一管理与治疗，医学上规定需要进行治疗干预的病变为阈值病变。此外，疾病晚期可能并发继发性青光眼、角膜混浊、近视、弱视及斜视等（图 3-44-3）。

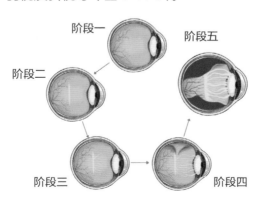

图 3-44-3　早产儿视网膜病变的分期

如何预防和治疗 ROP

ROP 重在预防，在不妨碍治疗的前提下，尽量缩短吸氧时间，科学用氧。实际生活中早期患儿眼睛表面与正常者无差别，父母很难察觉不会言语的宝宝的视力情况，所以早产儿常规筛查眼底。建议对出生孕周小于 32 周的早产儿或体重小于 2 000g 的低体重儿及有吸氧史的新生儿在出生后 4～6 周进行眼底病变筛查，通过间接检眼镜或广角眼底照相可发现 ROP 早期的"蛛丝马迹"。

对于阈值前病变应定期随访，约 85% 的 ROP 患者可退化自愈，随访应持续至周边视网膜血管化；当确立阈值病变后，应尽早干预，可考虑行抗 VEGF 玻璃体腔内注射或激光光凝；对于进展至牵拉性视网膜脱离的患儿需行手术治疗，但视力预后并不理想，故早发现、早治疗是宝宝未来光明的明智选择。

45 为什么要对新生儿进行眼底检查

"健康"宝宝到底需要眼底检查吗

眼睛是心灵的窗口，80%以上的外界信息是通过眼睛来传递的。视觉对孩子的智力发育起着至关重要的作用。目前由于经济、医疗条件、技术、父母接受度等因素，新生儿眼底筛查多针对早产儿和低体重儿，如我们前面介绍过的早产儿视网膜病变，那么，看似"健康"的正常体重的足月儿就不需要行眼底筛查了吗？

新生儿眼底筛查中，10%～30%可以发现眼底病变，但是由于襁褓中婴儿尚不能通过言语来表达对外界的感知及不适感，如不经专业医生的检查，一些病变很容易被家长忽视。未及时干预，可能造成难以逆转的视力低下甚至致盲。因此，新生儿一定要进行眼部检查，通过眼表检查可以发现新生儿结膜炎、斜视以及先天发育不良如上睑下垂、睑内翻或睑外翻、先天性白内障等。而眼底检查对宝宝的视觉发育更为重要，可以让我们发现"健康"宝宝藏在深处的秘密（图3-45-1）。

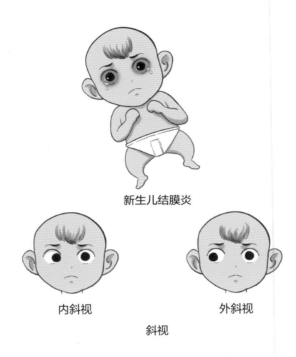

新生儿结膜炎

内斜视　　　　　　　　外斜视

斜视

图 3-45-1　常见的新生儿眼部病变

　　比较常见的有视网膜出血，新生儿眼底解剖结构尚未发育完全，在分娩过程中胎头受产道挤压，颅内压力升高，由于颅内血管与眼底血管存在交通，导致静脉回流受阻、视网膜出血。阴道分娩、机械助产、宫内窘迫、产程延长、有机械通气史等均为视网膜出血的危险因素。新生儿视网膜出血多可自行吸收，一般不会对视力造成严重影响，但累及黄斑区的患儿易遗留视力低下（图 3-45-2）。

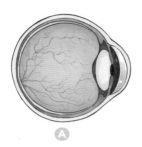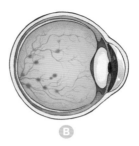

图 3-45-2　新生儿视网膜出血

A. 新生儿正常眼底像；B. 新生儿视网膜出血眼底像

此外，还有些发病率相对较低的疾病，如家族性渗出性玻璃体视网膜病变、永存玻璃体动脉、视网膜母细胞瘤等，这些疾病有其特有的发生、发展规律，有些存在有效治疗的"窗口期"，如果发现较晚，错过最佳治疗时机，则可能导致不可逆的视力损害；另外，一些可能危及生命的眼部恶性肿瘤，如视网膜母细胞瘤，早期筛查更为重要（图 3-45-3）。

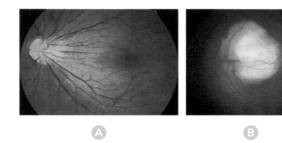

图 3-45-3　其他发病率相对较低的眼底疾病

A. 家族性渗出性玻璃体视网膜病变眼底照；B. 视网膜母细胞瘤眼底照

岁数大了，可能会得什么眼病？谈谈视网膜血管性疾病

随着年龄增长，人体各个器官的功能逐渐衰退，眼睛也不例外。另外，某些慢性疾病所并发的眼部病变虽然各个年龄段均可发病，但是很多疾病都是随病程的增加，患病率也逐步增加，如糖尿病性视网膜病变。那么，人岁数大了，容易患哪些眼病呢？下面，我们就来谈谈老年人中比较常见的一类眼科疾病——视网膜血管性疾病。

年龄相关性黄斑变性（AMD）

年龄相关性黄斑变性（age-related macular degeneration，AMD）是引起中老年视力严重丧失最主要的原因。AMD 又称老年性黄斑变性，其发病原因主要是随着年龄增长，黄斑区视网膜组织的退行性病变。临床分为干性和湿性两大类。干性 AMD 主要是黄斑区产生玻璃膜疣、视网膜色素上皮改变或脉络膜萎缩等，这些变化可逐渐引起中心视力减退。湿性 AMD 主要是会出现视网膜下或脉络膜新生血管膜的形成，导致黄斑区渗出、出血、瘢痕形成等一系列病理改变，从而影响视力（图 3-46-1）。

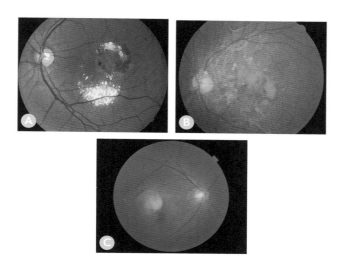

图 3-46-1　老年性黄斑变性眼底图

A. 典型的湿性老年性黄斑变性；B. 眼底出血、渗出、新生血管膜形成，

典型的黄斑区软性玻璃膜疣；C. 黄斑区瘢痕形成

老年性黄斑变性病因

（1）遗传因素：目前研究发现 *ABCA4*、*ELOVL4*、*FIBL-6*、*APOE*、*SOD2* 等基因的多态性与 AMD 的发生有关。

（2）氧化应激：活性氧可破坏细胞，引起视网膜损伤。研究表明，过量的光照可诱导活性氧形成，从而破坏视网膜的感光细胞。

（3）脂褐素生成：细胞衰老，会产生脂褐素颗粒，对视网膜产生毒性作用等。

老年性黄斑变性如何治疗

目前，干性 AMD 尚无有效方法治疗与预防；湿性 AMD 的首选治疗是球内注射抗新生血管药物（VEGF）。详情请参阅之前章节。

糖尿病性视网膜病变（DR）

糖尿病性视网膜病变是糖尿病最严重的威胁视力的并发症，也是 50 岁以上人群致盲的主要原因之一。糖尿病性视网膜病变早期可无明显症状，当病变累及黄斑后，可有不同程度的视力减退。我们可以根据病情的严重程度将其分为非增殖型糖尿病性视网膜病变（没有视网膜新生血管生成）和增殖型糖尿病性视网膜病变（有视网膜新生血管生成）（图 3-46-2）。

定期检查眼底、早期发现是对于该疾病患者最大限度保护视力的最好方法。因此确诊为糖尿病后，应该及时检查眼底，规律复查。若出现视力异常，应及时就诊。目前治疗糖尿病性视网膜病变的方法有激光光凝术、玻璃体切割术、抗 VEGF 药物等。尽管如此，控制高血糖、高血压以及高血脂仍是预防糖尿病性视网膜病变最重要的措施。

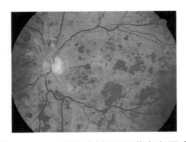

图 3-46-2　糖尿病性视网膜病变眼底照，可见眼底大量斑片样出血

视网膜中央动脉阻塞（CRAO）

视网膜中央动脉阻塞是眼科的急症之一。发病率为 1/10 000 ～ 1/5 000。好发于老年人，尤其是伴有心脑血管疾病的老年人。该病的平均发病年龄为 62 岁，其中 70 岁年龄组发病率最高。多为单眼发病，男性发病率高于女性，男女比约为 2：1。患者多主诉突

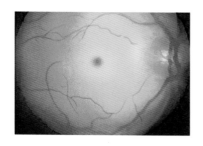

图 3-46-3　视网膜中央动脉

阻塞眼底照

可见视网膜动脉细，后极部弥漫

乳白色水肿及黄斑区樱桃红

发性、无痛的、一过性视力下降，完全阻塞时视力会即刻或于几分钟内完全消失，眼底检查可见后极部弥漫性乳白色水肿和黄斑区的樱桃红点（图 3-46-3）。

视网膜中央动脉阻塞，视网膜急性缺血、缺氧，因而视力下降。临床上根据栓塞部位的不同，分为：①视网膜中央动脉阻塞；②视网膜分支动脉阻塞；③睫网动脉阻塞。

一旦发现视网膜中央动脉阻塞，需要按急症处理。①应立即使用血管扩张剂：如吸入亚硝酸异戊酯或舌下含服硝酸甘油等；②纤溶制剂；③降低眼压；④吸氧；⑤其他：口服阿司匹林、活血化瘀的中药等。总之，视网膜缺血的时间持续愈长，视力预后愈差，少部分患者经及时治疗，或可恢复部分视力。

眼底血管性疾病如视网膜静脉阻塞，可发生于各个年龄段，本文不做详细解读。

47 岁数大了，可能会得什么眼病？谈谈眼底疾病

青光眼

青光眼是导致人类失明的三大致盲眼病之一，总人群发病率为1%，其中45岁以后发病占2%。青光眼是一组以视盘萎缩及凹陷、视野缺损及视力下降为共同特征的疾病，病理性的眼压增高、视神经供血不足是青光眼的原发危险因素，视神经对压力损害的耐受性也与青光眼的发生和发展有关。在眼的房水循环途径中任一环节发生阻碍，均可导致眼压升高，继而引起病理改变，但也有部分患者呈现正常眼压青光眼（图3-47-1）。

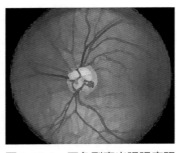

图 3-47-1　开角型青光眼眼底照

可见视盘杯盘比显著扩大

青光眼的治疗方法有：①药物治疗：降眼压治疗、视神经保护等；②激光治疗；③手术治疗：青光眼房水引流管植入术、新的抗青光眼手术和植入物等；④治疗展望：基因治疗、干细胞治疗等有望步入临床。

高血压性视网膜病变（HR）

高血压是重要的全身慢性病之一，我国的发病率为 5.11%，其中约 70% 患者有眼底改变。眼底阳性率与患者年龄联系紧密，年龄愈大眼底阳性率愈高。临床常见的呈慢性经过的高血压病患者中，眼底阳性率与病程的长短呈正比，病程时间较长者，眼底阳性率相应较高。血压增高程度与眼底阳性率基本平行，舒张压增高对眼底病变的作用更为显著。眼的屈光状态对高血压病眼底阳性率有一定影响，远视眼高于正视眼，近视眼则低于正视眼。

高血压性视网膜病变，根据其眼底检查的表现可分为视网膜动脉痉挛期、视网膜动脉硬化期，以及视网膜病变期（出血、渗出、黄斑星状渗出、视网膜神经病变期），其原因是随血压增高及病程增加，视网膜小动脉硬化，血 - 视网膜屏障破坏，出现视网膜血管改变以及视网膜的出血、渗出和水肿。

控制和降低血压是防治 HR 的根本，目前尚无治疗 HR 的特效药，根据眼底具体症状可考虑激光等治疗（图 3-47-2）。

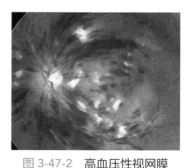

图 3-47-2　高血压性视网膜病变眼底照

可见视网膜大量火焰状出血及斑片样黄色渗出

48 岁数大了，可能会得什么眼病？谈谈其他疾病

老视眼

老花眼即老视，是一种生理现象，不是病理状态，也不属于屈光不正，是身体开始衰老的信号之一，是人们步入中老年后必然出现的视觉问题。老视眼的发生和发展与年龄直接相关，大多出现在 45 岁以后。

老视是因为随着年龄增长，眼的晶状体逐渐硬化、增厚，而且眼部睫状肌的调节能力也随年龄增加而减退，导致变焦能力下降。因而看近物时，影像投射在视网膜上无法完全聚焦，看近距离的物体时变得模糊不清。其发生的迟早和严重程度还与其他外在因素有关，例如人们原本的屈光不正状况、臂长与身高的比例、阅读习惯、照明以及全身健康状况等。

老视的度数一般以每 5 年加深 50 度的速度递增。一般无近视、远视的人，45 岁时眼睛老视数通常为 100 度，55 岁提高到 200 度，到了 60 岁左右，度数会增至 250 度到 300 度，此后，眼睛老花度数一般不再加深。老花眼主要可通过配戴凸透镜（单光镜、双光镜以及渐变多焦镜）进行矫正。另外，也可尽早通过食疗、定期远眺及其他一些预防保健、辅助性方法等，帮助保护视力。

老年性白内障

老年性白内障是指随年龄增长，晶状体从透明出现变性、混浊，继而影响光线进入眼睛，导致视力下降的现象。本病的发生与环境、营养、代谢和遗传等多种因素有关。

老年性白内障根据晶状体混浊发生的部位，可分为皮质性白内障（初发期、进展期、成熟期以及过熟期）、核性年龄相关性白内障及囊膜下混浊白内障（图 3-48-1）。

手术是治疗白内障的最基本、最有效的方法。目前主要采用白内障超声乳化联合人工晶状体植入技术。

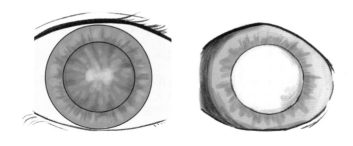

图 3-48-1　老年性白内障示意图

玻璃体退化综合征与玻璃体后脱离

玻璃体是眼内一种无色透明的呈凝胶状的半固体，位于晶状体后面，充满于晶状体与视网膜之间的空腔里，具有屈光、固定视网膜的作用。正常状态下，晶状体与玻璃体、玻璃体与视网膜之间能较好地紧密粘连，随着年龄的增长，半固体的凝胶状的玻璃体会有水分析出，逐渐变成液体状，组织之间的粘连性也逐渐变差，从而会引起下列相关疾病。

玻璃体退化综合征（DVS，即玻璃体内胶原蛋白自然分解和凝聚）以及玻璃体后脱离（PVD，即玻璃体后皮质与视网膜内表面的脱离），是飞蚊症的常见原因。玻璃体后脱离常随着年龄的增长而多发，同时多见于高度近视眼患者，也可继发于玻璃体炎症、出血等疾病。在 50 岁以上，人群发生率约为 58%，65 岁以上人群发生率为 65%～75%，且女性多于男性。

玻璃体后脱离时，患者会感到眼前有漂浮物，如点状物、飞蚊、环状物等，这是浓缩凝胶体漂浮到视野内造成的。如果脱离的玻璃体对视网膜构成牵引时，患者会有"闪电"感视觉。牵引导致血管破裂时，产生玻璃体积血，患者会出现"红色的烟雾"，过强的牵引导致视网膜裂孔形成和视网膜脱离时，看东西时就会有遮挡（图 3-48-2）。

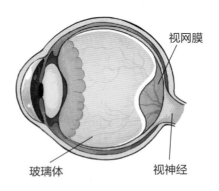

图 3-48-2　玻璃体后脱离示意图

　　玻璃体后脱离易引起视网膜裂孔和脱离，治疗也主要是针对早期发现裂孔早期治疗，但对玻璃体后脱离一般无特殊治疗（症状明显或影响视力时可进行玻璃体消融术）。另外，对于患有玻璃体后脱离的患者需要仔细检查眼底，存在玻璃体积血时，要进行眼超声检查并随诊眼底，警惕视网膜裂孔的形成。

　　常常有患者将"玻璃体后脱离"与"视网膜脱离"混为一谈，被诊断为玻璃体后脱离后特别紧张。了解了本节内容后，患友们不必太紧张，在医生详细的眼底检查排除了干性裂孔以及其他眼部疾病引起的飞蚊症后，按照医生的要求定期复查即可。

遗传性眼底病是不是就是先天性眼底病

视网膜疾病的基因筛查到底重要不重要

成年了才出现视力下降，为什么会被诊断为先天性眼底病？为什么亲属的眼睛都正常，却被医生诊断为遗传性眼底疾病？被诊断为遗传眼底疾病的患者，是不是下一代也会得这种病，和生男孩生女孩有关系吗？如果想知道答案，就需要尽早进行基因检测了（图 3-49-1）。

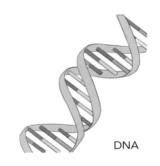

DNA

图 3-49-1　遗传性眼病基因筛查

如何进行基因检测

大多数眼科遗传病，可通过基因检测确定致病基因，为疾病的诊疗和预防提供科学依据。所谓的基因检测，简单地说就是取被检测者少量外周血、口腔黏膜或其他组织细胞，经过实验室手段，对被检测者遗传密码 DNA 分子进行深度分析，从而使人们能及时了解相关基因信息，进而对疾病进行确诊或遗传风险预测。如果患者的临床表现符合遗传性眼底病，应该尽快开展基因检测，不仅有助于疾病诊断与防治，更是为了下一代的优生优育，通过科学的手段获得健康的下一代（图 3-49-2）。

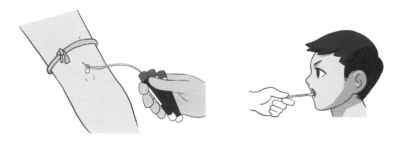

图 3-49-2　基因检查取样方法

基因检测所适用的眼科遗传病有哪些

基因检测可以对几乎所有的眼科遗传病进行诊断，包括 Leber 先天性黑矇、视网膜色素变性、黄斑病变（Best 病和 Stargardt 病等）、视网膜血管瘤、先天性白内障、原发性先天性青光眼、先天性广泛眼外肌纤维化综合征、先天性眼球震颤等。

下面，给大家简单介绍一下典型的遗传性黄斑病变，来了解基因诊断在眼科诊疗中的应用——青少年黄斑营养不良，又称 Stargardt 病（Stargardt's disease）（图 3-49-3）。

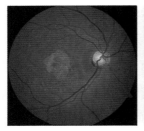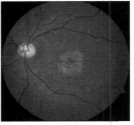

图 3-49-3　Stargardt 病眼底照

Stargardt 病于 1990 年由 Stargardt 首先报道，是一种原发于视网膜上皮层的常染色体隐性遗传病，多为散发，较多发生于近亲婚配的子女。患者双眼受害，同步发展，性别无明显差异。由编码 ATP 结合盒亚家族 a4（ABCA4）基因突变引起。ABCA4 转运体的功能紊乱导致毒性双类视黄醇的积聚，进而导致视网膜色素上皮和光感受器的退化。视力减退通常在儿童时期开始并逐渐发展。经 ABCA4 测序证实诊断。建议患者避免补充维生素 A，因为维生素 A 会加速双类视黄醇的积累。

除了诊断疾病，基因检测还可以用于哪些方面

通过基因检测，患者可以进行遗传咨询；孕前、产前或胚胎植入前针对某种特定疾病的筛查；提供实现个性化治疗的必要信息；对无临床症状的患者可以帮助其了解自身致病基因携带情况，及早干预。对于医生而言，通过基因检测有助于临床的诊断与鉴别诊断，对评估疾病预后及个性化治疗方案也有帮助。

视网膜血管会不会发炎？
——谈谈形形色色的视网膜血管炎

视网膜血管是全身唯一可以用肉眼直接观察到的血管，因此视网膜血管炎也成为发现自身免疫性疾病的窗口。皮肤有伤口会发炎，表现出红肿疼痛，视网膜的血管隐藏在眼睛内部，它也会发炎吗？是的！视网膜血管也会发炎，导致视网膜血管发炎的原因也多种多样，视网膜血管炎按病因分类也可以分为感染性和非感染性视网膜血管炎。

视网膜血管炎的症状（图 3-50-1）

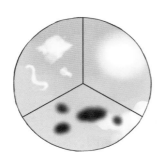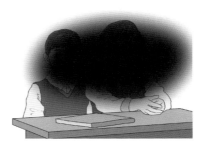

图 3-50-1　视网膜血管炎患者出现飞蚊症暗点以及视野缺损

视网膜血管炎的病因与分类（图 3-50-2）

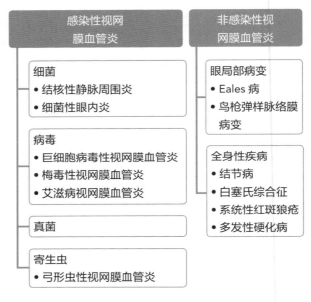

图 3-50-2 视网膜血管炎的病因与分类

视网膜血管炎早期的常见症状为飞蚊症与视力减退。后期因黄斑水肿和视网膜出血导致视力进一步减退。一旦出现血管阻塞，会出现视野缺损或暗点的症状。

视网膜血管炎的治疗（图 3-50-3）

（1）治疗视网膜血管炎的要诀是解决病因。感染性视网膜血管炎常需要及时明确感染源，使用针对性抗生素积极对抗感染，如治疗及时则预后较好。

（2）非感染性视网膜血管炎大多数属自身免疫性疾病，需用免疫抑制剂和糖皮质激素治疗。如将感染性当作非感染性治疗，长期使用免疫抑制剂，不仅不能治愈疾病，还会加重病情甚至导致失明。

（3）根据病变程度以及病变累及范围，可配合激光光凝术，以阻止病变的进一步发展。若药物治疗无效或疾病发展到增殖性玻璃体视网膜病变阶段则需要行玻璃体手术治疗。

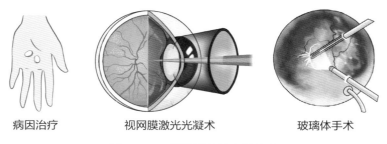

病因治疗　　　　　视网膜激光光凝术　　　　　玻璃体手术

图 3-50-3　视网膜血管炎的治疗

什么是伪装综合征

大自然中有很多伪装者，它们穿着与周围环境一样的"迷彩服"令你眼花缭乱，第一眼很难识别到底是动物还是植物。同样，在眼科疾病中，也存在"伪装者"。美国国立眼科研究所（NEI）曾报道（2014 年），在诊断为葡萄膜炎的患者中，伪装综合征占 2.5%。因此，我们需要了解伪装综合征的"真面目"，从而减少误诊误治。这一次我们就来谈谈眼科并不少见的一组疾病——"伪装综合征"（图 3-51-1）。

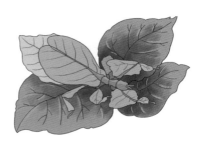

图 3-51-1　大自然中的伪装者（枯叶螳螂）

什么是伪装综合征？命名的由来

伪装综合征（masquerade syndrome）一词最早出现于1967 年，当时用来描述临床表现类似慢性结膜炎的结膜恶性肿瘤（结膜上皮癌），此后用于表述由肿瘤及非肿瘤因素所引起的临床表现类似于葡萄膜炎一类非炎症性疾病，而现在则多指眼部表现类似于"葡萄膜炎"的一组眼内恶性肿瘤疾病（图3-51-2）。

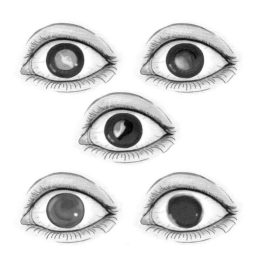

图 3-51-2　葡萄膜炎的眼部表现

什么眼科疾病最善于"伪装"

可以伪装为眼部炎症的恶性眼部肿瘤有皮脂腺瘤、眼内淋巴瘤、眼表淋巴瘤、视网膜母细胞瘤、眼内黑色素瘤以及眼部转移的恶性肿瘤。

伪装综合征的病因是什么

有肿瘤及非肿瘤性因素，常见的肿瘤性因素包括眼部恶性肿瘤与眼部良性肿瘤，其中，以眼部恶性肿瘤较多见，包括视网膜母细胞瘤、眼内 - 中枢神经系统淋巴瘤、葡萄膜黑色素瘤、恶性肿瘤眼内转移。非肿瘤因素包括眼外伤、眼球异物、视网膜脱离、眼底血管性疾病等。

有哪些临床表现

常表现为前房积脓、虹膜结节、玻璃体混浊、视网膜或视网膜下肿块病灶等。病情往往呈进行性加重，对糖皮质激素无反应或不敏感。根据 NEI 研究结果，90% 伪装综合征表现为后葡萄膜炎，48% 伪装综合征早期为单侧患病（图 3-51-3）。

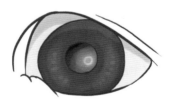

图 3-51-3　葡萄膜样可发生并发性白内障

52　高度近视会不会发生视网膜病变

　　据统计，截至 2010 年，全球约有 28%（19.5 亿）近视患者
和 4%（2.7 亿）高度近视患者。我国是一个近视的高发国家，
呈现出年轻化趋势。我们所说的近视，是指眼在调节松弛状态
下，物体反射的平行光线经眼的屈光系统折射后物像落在视网膜
前，远处看不清，但看近处正常的现象。近视度数在 300 度以
下称为轻度近视或单纯性近视眼，一般不合并眼底改变。
300 ~ 600 度为中度近视。如果高于 600 度，就称为高度近视
（图 3-52-1）。

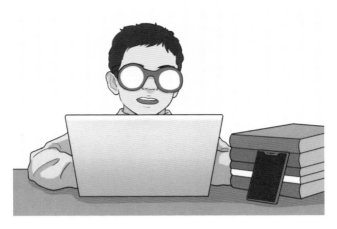

图 3-52-1　高度近视患者

高度近视等到成年做"近视眼手术"就好了吗

高度近视常导致眼底损害，甚至造成永久性视力损害，目前已为我国第二大致盲原因。有些家长和孩子总是错误地认为近视无需防控，以后做"近视眼手术"就好了。实际上，近视并不是单纯屈光度数的改变，一旦发展为高度近视，眼底结构将会发生不可逆的改变，即便是做了先进的屈光手术，眼底的损害也是不可逆的。

高度近视可以引起哪些眼底改变

高度近视不仅仅是看不清东西，随着近视度数的加深，眼轴的前后径还可能会不断增加。如果去医院进行眼底照相检查，医生常会告诉高度近视患者存在豹纹状眼底改变和萎缩弧。高度近视眼底还可能出现视网膜劈裂、视网膜裂孔、视网膜变性出血、黄斑区脉络膜新生血管（CNV）、视网膜周边格子样变性、漆裂纹、Fuchs 斑等。此外，高度近视患者更容易发生玻璃体后脱离，出现飞蚊症。为了避免这些眼底并发症的出现，青少年应加强近视防控，避免进展到高度近视（图 3-52-2）。

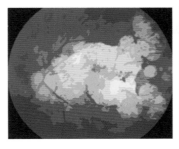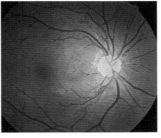

图 3-52-2 高度近视眼底改变（左图）和正常眼底（右图）

高度近视眼患者应注意哪些

高度近视患者应尽量避免或减少眼部碰撞和激烈运动，如跳水、蹦极、过山车、拳击、跳高等。对于高度近视患者，建议至少每年一次眼底检查，如果出现闪光感、视力下降、视物变形等症状应及时就诊，散瞳检查眼底。对于高度近视的孕妇，如果试行顺产，应在分娩前检查眼底，明确是否有视网膜裂孔等眼底病变，降低视网膜脱离发生的风险。

眼与全身疾病到底有无相关性

眼睛与全身疾病是否有关系

"眼睛是心灵的窗户"，可以反映我们的内心活动。但大家也许不知道，眼睛作为人体的重要器官，在反映人体健康状态方面，也发挥着举足轻重的作用。相当于照相机底片的眼底——也就是我们常说的视网膜，是人体唯一肉眼可见血管的地方。许多全身疾病都会有眼部特征性表现，而定期的眼底检查，不仅有助于减少不可逆的视力损害，而且可以对某些全身疾病（比如高血压、糖尿病等慢性血管性疾病）提早发出预警（图 3-53-1）。

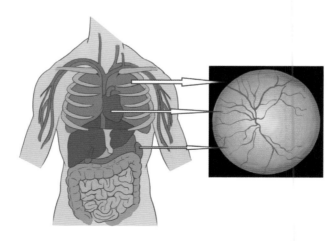

图 3-53-1　全身疾病与眼底病的对应关系（肺、心血管、肾等）

全身疾病与眼部疾病有哪些相关性

各种病因产生的全身疾病都有可能累及视网膜，在患有慢性疾病的患者中，这种相关性显得尤为突出。糖尿病、甲亢等内分泌疾病和干燥综合征、强直性脊柱炎、红斑狼疮等免疫风湿性疾病，都可能会出现眼部症状，有时甚至先出现眼部症状。糖尿病性视网膜病变是最常见的视网膜血管病，据相关统计，糖尿病病程超过 20 年，1 型糖尿病患者有 99%、2 型糖尿病患者有 60% 以上患有糖尿病性视网膜病变。而高血压患者中约 70% 会发生高血压视网膜病变。

因此，通过眼部特别是眼底检查，有助于针对全身性疾病进行早期诊疗和用药随访，更好地探寻全身疾病的蛛丝马迹以及监控疾病的发展变化（图 3-53-2）。

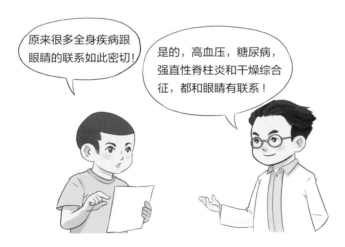

图 3-53-2 门诊就诊患者咨询全身疾病与眼病的关系

随着人工智能的迅速发展，医疗界也开始出现人工智能产品，可以对视网膜血管的改变做出判断，辅助诊断全身疾病。谷歌（Google）团队在 2018 年研究出了一款人工智能机器，采用一种深度学习的新技术来评估心脑血管疾病风险，通过分析患者的眼底影像，能够快速、精确地推断出患者的健康情况，包括年龄、性别、血压、糖尿病、吸烟或喝酒习惯等相关的心血管危险因素，然后通过这些因素来预测患者遭受重大心脑血管疾病的风险。通过人工智能深度学习技术构建人体解剖变化与疾病之间的关系，在医疗领域中不仅能够帮助医生提高医学影像的诊断，还能协助患者早发现并及时控制危险因素，早期预防新疾病发生。这种新方法可以帮助提供更多更有建设性的假设，推动未来医学研究的持续发展，例如研究干预措施如生活方式和药物改变对发病风险的影响。这种科学新方法还有更多的工作需要进行。

54 什么是远达性视网膜病变

　　一位患者由于车祸时未系安全带造成胸部挤压伤，眼睛看上去完好无损，但是伤后不久却突然发生了双眼视力急剧下降。眼科医生经详细的眼科检查发现，患者并没有明显的眼部外伤，眼底却发现了视网膜明显出血渗出。那么，患者眼底的出血渗出是由于眼部原发的病变，还是由于胸部外伤引起的呢？如果是由于外伤引起的，为什么胸部外伤可以引起眼底出血（图 3-54-1）？

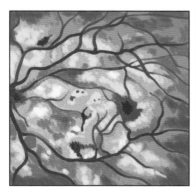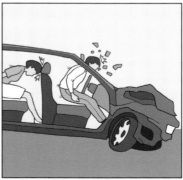

图 3-54-1　车祸引起胸部挤压伤患者可能发生眼底病变

远达性视网膜病变

实际上，早在 1885 年，眼科医生就发现这种视网膜出血似乎与胸部外伤存在某些联系。1910 年，Otmar Purtscher 医生又发现即便眼部未受伤，严重的头部损伤也可以导致患者出现视网膜出血、渗出和视力下降的症状。他将这种伴随头部严重创伤导致突然视力下降的综合征命名为"Purtscher 病"。后来，科学家们发现非创伤性疾病也可以出现相似的眼底改变，如胶原血管性疾病、急性胰腺炎相关的视网膜病变，称为 Purtscher 样病变，或类远达性视网膜病变。

远达性视网膜病变是一种以视网膜出血和血管闭塞为特征的血管病变。患者常有明确的创伤史，受创伤后不久（多发生在数小时至 4 天内）突然出现单侧或双侧视力明显下降。

值得注意的是，患者是否发生视网膜病变及病变程度往往与原发病的严重程度并不直接相关。有报道发现，一些胸部外伤较轻无需住院治疗的患者在伤后不久也出现了双目失明的症状。

远达性视网膜病变的眼底特征性表现

包括 Purtscher 斑（视网膜簇状的灰白色缺血性梗死灶），出血（往往位于视网膜层间和视网膜前）；另外，也可能会出现如视网膜脱离、视盘水肿、视神经萎缩等少见体征。

在远达性视网膜病变中，胸部外伤是如何引起眼底出血的呢

研究发现，视网膜毛细血管前小动脉闭塞可能是发病的主要原因。当栓子等引起视网膜毛细血管前小动脉闭塞后，视网膜微血管破裂出血，其支配的视网膜出现水肿、变性、梗死等改变。胸部创伤导致的白细胞聚集、胸部挤压伤时产生的空气栓子、骨折时产生的脂肪栓子、补体激活后中性粒细胞聚集等，都是栓子的可能来源。此外，胸部挤压伤时静脉压力急剧上升引起的血管痉挛及血管内压力急骤升高，导致视网膜微血管内皮细胞急性损伤，也是视网膜梗死出血的可能原因。

治疗

因此，当胸部遭遇外伤后突发视力下降，我们需要考虑到远达性视网膜病变的可能。对于远达性视网膜病变，对症治疗为主，可用糖皮质激素、血管扩张剂球后注射及口服治疗，羟苯磺酸钙和维生素 B_1、维生素 B_{12} 等营养支持治疗。吸氧和高压氧 10 天以上，可能有一定疗效。一般情况下，视网膜病变多在 4~6 个月内明显好转，眼底大致恢复正常，视力可部分改善或恢复正常，但眼底病变严重的患者往往视力预后会比较差。

55 飞向太空后，眼睛会不会有问题？什么是 VIIP 综合征

老师：太空是大气层以外的宇宙空间，随着高度的增加，空气会越来越稀薄……

小明听着听着不禁浮想联翩：那宇航员如何适应外太空的环境呢？

为了实现人类对外太空的探索和发现，全世界各国伟大的宇航员都需要经过严格的筛选、艰苦的训练和严苛的考核，突破重重难关，最终才可能实现到达外太空的心愿。然而，外太空严峻的环境对宇航员身体各系统的影响仍不容忽视（图 3-55-1）。

2011 年，美国国家航空航天局（NASA）发现一些宇航员在太空长时间飞行期间和之后出现了视力下降的现象，临床表现为单侧和双侧视盘水肿、眼球扁平、脉络膜和视网膜皱褶、屈光不正以及视网膜神经纤维层梗死。专家将其命名为太空飞行相关的神经 - 眼综合征（space flight-associated neuro-ocular syndrome，SANS），或视力不良颅内压力症候群（visual impairment intracranial pressure，VIIP）综合征。

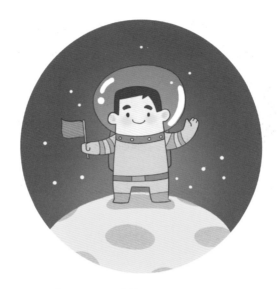

图 3-55-1　宇航员登月的逐梦之路

VIIP 综合征是怎么发生的呢

众所周知，在太空飞行的过程中会出现失重，失重不仅会让宇航员无法像在地球上一样直立行走，也会对其体内血液、脑脊液的流动产生一些影响。失重引起的颈部和头部静脉血流、脑脊液变缓甚至停滞会进一步导致颅内压增加或者包裹视神经的视神经鞘内压力增加，两者均会引起视神经受压，从而出现视力下降、视盘水肿、眼球后极部扁平等症状。VIIP 的具体发病机制还有待进一步研究（图 3-55-2）。

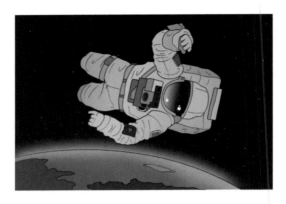

图 3-55-2　外太空的宇航员

　　根据不同个体耐受性及适应性的差异，VIIP 对不同个体的易感性不同。研究发现，年龄大于 45 岁、男性及肌肉发达等因素易感 VIIP 综合征。在返回地球后，一部分诊断 VIIP 综合征的宇航员症状可得到缓解，而另一部分人视力下降症状仍会持续。

56 人工玻璃体——装在眼睛里的 "球囊"

什么是人工玻璃体

人工玻璃体是一种能用于替换眼球内玻璃体并具有维持眼球形状及屈光功能的透明材料。2017 年 8 月,我国自主研发的创新产品人工玻璃体(foldable capsular vitreous body,FCVB)正式通过国家食品药品监督管理总局审查,这项国际首创的模拟正常人玻璃体腔形状设计的折叠式人工玻璃体球囊正式投入临床使用。它的出现为很多需要摘除眼球的患者带来了守住眼球的福音(图 3-56-1)。

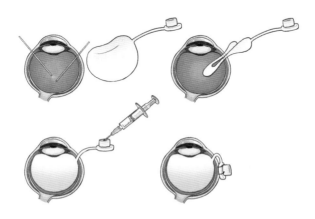

图 3-56-1 人工玻璃体球囊植入治疗示意图

FVCB 类似于人眼玻璃体形状非常吻合的"袋子"，先将它通过微创切口植入眼内，再通过引流阀将硅油注射到"袋子"里去，从而支撑视网膜的长期稳定，维持眼球正常形态。它不仅避免了填充硅油与眼内组织结构的直接接触而带来不良反应，还解决了玻璃体替代物不能长期停留在眼内或需反复手术等问题，使患者经历一次手术后便可以终生享用 FCVB。

人工玻璃体可以用于哪些疾病的治疗

FVCB 适用年龄 18～65 岁，最佳矫正视力 <0.05，眼轴长 16～28mm，有严重的视网膜脱离但无法应用现有玻璃体替代品的患者。目前主要应用于严重眼外伤和视网膜脱离手术失败者，这些患者想避免摘除眼球，装人工玻璃体是最好的选择。

人工玻璃体有哪些不足

虽然 FCVB 在很大程度上让患有眼外伤和视网膜脱离等疾病的患者可以保住自己的眼球，但仍存在一些不足。研究发现，长期填充 FCVB 会对眼球带来机械性损伤。因此，FCVB 在临床应用中的有效性、安全性仍需进一步研究。

57 神奇的可以让盲人重拾光明的人工视网膜

他是科幻片中的穆迪教授，因为那颗会动的魔眼，他可以洞悉周围的一切。他是失去光明的普通老人，因为人工视网膜的植入，让他可以看到易辨识的物体。电影中的机械眼不再是神话（图 3-57-1）。

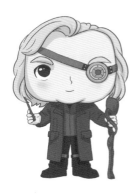

图 3-57-1　科幻片中穆迪教授神奇的魔眼

什么是人工视网膜（图 3-57-2）

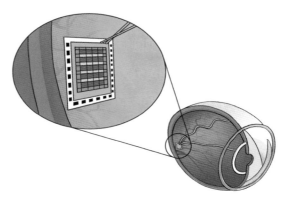

图 3-57-2　人工视网膜示意图

人工视网膜是使用电子光学感应装置充当"视网膜"，它将外界图像信息转换成电信号，激活内层视网膜，这些脉冲信号可以"欺骗"大脑，让大脑接收类似于感光细胞发放的神经信号，此时大脑仍以为患者的眼睛在正常工作，最终"假神经信号"传递到大脑形成视觉。

目前研制成功的人工视网膜都有哪几种（图 3-57-3）

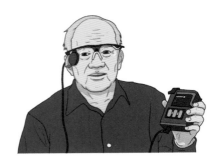

图 3-57-3　接受人工视网膜治疗的患者

目前国外多家公司的人工视网膜已经在临床中投入使用。人工视网膜按照植入位置的不同可分为：①视网膜前假体，固定在视网膜的内表面，例如"阿格斯第二代人工视网膜系统"（Argus II Retinal Prosthesis System）、EPIRET3；②视网膜下假体，嵌入视网膜光感受器层和视网膜色素上皮层之间，例如 Alphas—IMS 及人工硅胶视网膜（Artificial Silicon Retina，ASR）；③脉络膜上腔假体，植入脉络膜和巩膜之间。

58 人工智能与眼底疾病有没有关系

1956 年，美国达特茅斯会议首次提出"人工智能"（artificial intelligence，AI）的概念，如今它正在全球范围内蓬勃兴起，成为科技创新的"超级风口"。

基于深度学习（deep learning，DL）的人工智能被誉为第四次工业革命，AI 的兴起为多个领域带来了颠覆性改变。DL 广泛应用于图像识别、语音识别以及自然语言处理。在医学领域，它主要应用于医学成像分析。那么，它与眼科有没有关系呢？当然有！而且关系密切——多数眼科疾病的诊断都依赖于影像图形分析，例如眼底照相、相干光断层扫描（optical coherence tomography，OCT）、视野测量……因而 AI 与眼科的结合有巨大的应用前景（图 3-58-1）。

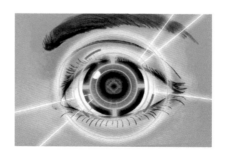

图 3-58-1　AI 和眼科的结合

AI 技术距离医学并不遥远

AI 与医学结合点主要体现在辅助医学影像判读及诊断。计算机视觉、专家系统、智能机器人技术与医学诊疗关系十分密切：①计算机视觉使机器能从图像或者多维数据中获取"信息"，使其能够"看到"并对图像进行后处理；②专家系统（为智能计算机程序系统，其内部含有大量的某个领域专家水平的知识与经验，能够利用人类专家的知识和解决问题的方法来处理该领域问题）使计算机能够学习和应用大量特定领域内的知识与经验，并能完成人类专家拟解决的问题，可用于影像判断、医学诊断。而眼科是高度依赖于影像学检查的学科，在眼部疾病的诊断、随诊和治疗上都需要各种影像学检查的辅助。因此眼科与AI 具有深度结合的研发潜力。通过人工编写的算法，计算机可自动读取眼底照片、相干光断层扫描图片等检查结果，通过软件自动分析眼底的异常改变并做出相应诊断。彩色眼底照片和眼前段照相的自动分析是 AI 与眼科影像的首次结合。在眼科，人工智能技术的研究和发展也越来越成为人们关注的焦点。

下面，就以眼科常见几种疾病的诊疗来解析一下 AI 和眼科的关系到底有多密切（图 3-58-2）

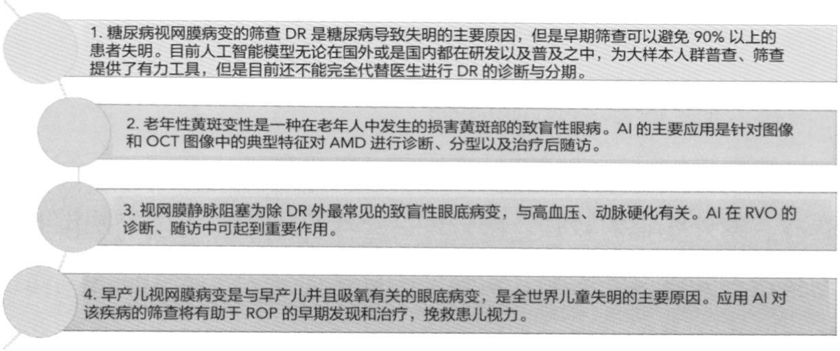

1. 糖尿病视网膜病变的筛查 DR 是糖尿病导致失明的主要原因，但是早期筛查可以避免 90% 以上的患者失明。目前人工智能模型无论在国外或是国内都在研发以及普及之中，为大样本人群普查、筛查提供了有力工具，但是目前还不能完全代替医生进行 DR 的诊断与分期。

2. 老年性黄斑变性是一种在老年人中发生的损害黄斑部的致盲性眼病。AI 的主要应用是针对图像和 OCT 图像中的典型特征对 AMD 进行诊断、分型以及治疗后随访。

3. 视网膜静脉阻塞为除 DR 外最常见的致盲性眼底病变，与高血压、动脉硬化有关。AI 在 RVO 的诊断、随访中可起到重要作用。

4. 早产儿视网膜病变是与早产儿并且吸氧有关的眼底病变，是全世界儿童失明的主要原因。应用 AI 对该疾病的筛查将有助于 ROP 的早期发现和治疗，挽救患儿视力。

图 3-58-2 AI 在眼科疾病诊疗中的应用

AI 之于眼科，只是开始

总之，伴随着人工智能的不断发展，人工智能的定义也在不断地拓展。除了深度学习外，在麦肯锡"人工智能（AI）前沿"报告中还公布了其他的机器学习技术和传统的分析技术。其中，迁移学习、强化学习和深度学习是人工智能应用的最流行的技术。伴随着 AI 的发展，AI 对于医学特别是眼科的贡献会更加凸显，我们期待着、期盼着！

59 去高原后眼睛会不会出现问题

高原的哪些因素会影响眼睛

高海拔地区因独特的环境因素，如低气压、缺氧、气候干燥寒冷、紫外线辐射较强、部分地区终年积雪等对人体与视觉器官均有着不同程度的影响，对眼部的损害可分为常年居住在高海拔地区发生的慢性损害和生活在平原地区的人去高海拔地区后发生的急性损害（图 3-59-1）。

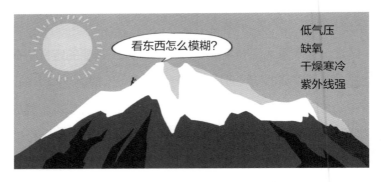

图 3-59-1　高原特殊的环境条件

高原引起的眼部慢性损害

（1）高原性白内障在我国海拔 3 000m 以上的地区比较高发，这与紫外线辐射、高原缺氧、抗坏血酸缺乏等有关，65%

的眼盲经手术可恢复视力（图 3-59-2）。

（2）翼状胬肉是眼睛长期暴露于过量紫外线下，或常年遭受尘埃、风沙的刺激，角膜缘部发生非感染性炎症而产生的纤维血管样组织，胬肉爬行至视轴区，将严重影响视力（图 3-59-3）。

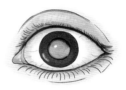 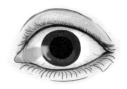

图 3-59-2　高原性白内障　图 3-59-3　长期处于高原特殊

环境下引起的翼状胬肉

高原引起的眼部急性损害

（1）雪盲：也称电光性眼炎，是角膜吸收大量紫外线后其上皮组织遭受损伤所致，主要表现为视力模糊、眼痛、畏光、流泪等，早期脱离环境并对症干预可痊愈。

（2）前部缺血性视神经病变：机体未能良好适应高原缺氧环境时，平时耗氧量最多的脑组织首当其冲，严重者进展为急性脑水肿，因颅内压升高早期表现为剧烈头痛、呕吐，眼底出现视盘水肿、眼底动脉痉挛、前部缺血性视神经病变，可见视盘局部呈苍白色，若未及时干预，发生视神经萎缩，视力可突然减退，发生较为固定的视野缺损（图 3-59-4）。

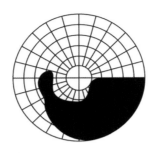

图 3-59-4　前部缺血性视神经病变的半侧性视野缺损的典型表现

（3）高海拔视网膜病变：多见于海拔 4 000m 以上，主要是由于低压性低氧，表现为不同程度的视力下降，急性缺氧期视网膜动静脉血管扩张迂曲、弥漫性视网膜出血、视盘水肿及其周围充血，出血较少可自行吸收，若出血累及黄斑可能会出现视物模糊、扭曲变形，并可能遗留视力障碍（图 3-59-5）。

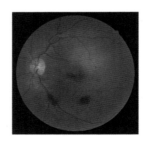

图 3-59-5　高海拔视网膜病变的眼底改变

高原急性眼损伤的治疗原则主要为远离高海拔环境，尽快降低到相对低的海拔高度以及吸氧。

60 不要因爱美而贫血，因贫血而影响视力

　　生活中瘦弱的小女生总是或多或少有贫血的症状，但是我们很少听说身边的男性有贫血症状，这到底是什么原因呢？为保持身材而过度节食，导致营养不良，是贫血常见的一个原因。而由于贫血导致眼睛看不见也并非罕见（图 3-60-1）。

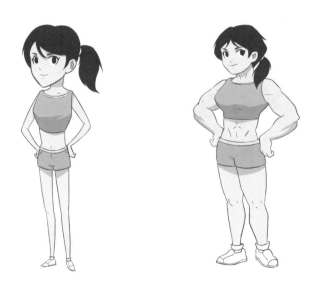

图 3-60-1　贫血女性及健康女性

贫血，是人体外周血的红细胞低于正常人的含量下限，无法满足对组织器官的充分供氧而出现乏力、易疲劳、头晕等临床症状。临床上，常以我国海平面地区成年男性血红蛋白 <120g/L、非妊娠成年女性血红蛋白 <110g/L、妊娠期成年女性血红蛋白 <100g/L 为诊断贫血的标准。

贫血可以是不同原因（如骨髓中红细胞生成不足，失血或红细胞破坏过多，药物或毒素）所引起的疾病，也可以是其他疾病所伴随的症状，有时也可能查不到任何原因。最常见的为缺铁性贫血（多见于女性）。

贫血有多种分类方法（图 3-60-2）

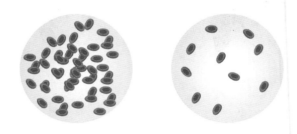

图 3-60-2　正常人及贫血患者镜下红细胞表现

（1）按细胞计量学分类：大细胞性、正常细胞性以及小细胞低色素性。

（2）按病因分类：红细胞生成不良、红细胞破坏过多和急慢性失血。

（3）按严重程度分类：轻度（Hb>90g/L，但小于正常值），中度（Hb 60~89g/L），重度（Hb30~59g/L，极重度（Hb<30g/L）。

1883年，Ulrich报道了第一例因胃肠道出血引起贫血所导致的短暂视网膜出血。此后，科学家们发现在28%的贫血患者中会出现视网膜病变，尤其同时存在血小板减少症时，这一比例将高达38%。随着贫血严重程度的增加，视网膜病变风险增加，当红细胞总数减少150万/mm³，尤其是当血红蛋白水平低于6mg/dL，更易发生视网膜病变。任何类型的贫血都可以引起眼底病变，眼底病变的轻重一般可以反映贫血的程度，特别是当血小板计数低的时候，但是眼底病变不能反映贫血的不同类型。

贫血会引起哪些视网膜病变

（1）视盘缺血、缺氧：视盘轻度水肿，如发生颅内压增高，则出现双侧视盘水肿。

（2）视网膜缺氧：神经纤维层梗死，视网膜出现棉绒斑；血管扩张、低蛋白血症导致血管渗透压升高、血管壁损伤，可导致视网膜水肿和出血。

（3）贫血还可引起其他一些病理性改变，如静脉淤滞、血管痉挛、血液黏度增加（骨髓增生性疾病）、低血压（继出血）等。低血压可能导致视神经病变。

（4）绝大部分贫血会随着原发病病因的去除或治疗，得到有效改善或根治，眼底病变也会随之好转。

注射玻尿酸导致的眼部并发症

爱美，万万不能以丧失视力为代价

（1）玻尿酸是什么：玻尿酸又称为透明质酸，存在于正常人体的结缔组织、皮肤、软骨、关节及玻璃体中，具有保湿和塑形作用，在现代美容手段中用作面部注射整形的填充原料。玻尿酸目前广泛应用于医疗美容行业，常注射于皮下深部脂肪层内，产生相应的美容效果（图 3-61-1）。

（2）玻尿酸为什么会导致失明：目前市面上存在许多无医疗资质的美容机构，他们在进行医疗美容治疗时，由于操作不当，可出现各种各样的并发症。用于医疗美容的玻尿酸具有高亲水性和流动性，因此，当玻尿酸注入血管后会沿血流正向（注射压力小）或逆向（注射压力大）流动，导致血管阻塞。

面部血管分为颈内和颈外动脉系统，这两个系统之间有丰富的吻合支，无论玻尿酸从哪一个面部血管系统进入血管内，都可能发生任一血管系统供应部位相关的阻塞症状。其中，最重要的是供应视网膜的视网膜中央动脉和

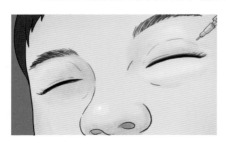

图 3-61-1　脸部玻尿酸填充术

眼动脉，还有供应脑部的颈内动脉系统。视网膜中央动脉或眼动脉与面部的鼻背动脉、内眦动脉甚至面动脉都有交通。当玻尿酸被注射到面部血管内，玻尿酸栓子会在血管内顺流或逆流，引起阻塞。

阻塞部位不同引起的症状也不相同：进入眼动脉可能会导致视力急剧下降、眼球运动障碍等；阻塞视网膜中央动脉可能会导致急剧无痛性视力下降；阻塞面部血管可能会导致面部组织缺血坏死；阻塞脑血管可能会引起脑梗，导致偏瘫。

怎样最大限度避免并发症

对于爱美人士来说，最重要的是选择正规医疗机构进行面部注射。医疗机构操作者应在术前向患者告知注射手术的并发症，并且在全面掌握解剖结构的基础上规范操作，当患者出现眼痛、头痛等不适时应及时终止操作。注射技巧方面包括钝针头的使用、严格执行回抽无血、低压力缓慢推注等原则，可极大地降低眼动脉、视网膜中央动脉阻塞等严重致盲并发症的发生。

如何治疗

一旦发生视网膜中央动脉阻塞必须争分夺秒，迅速抢救，尽快采取降眼压（眼球前房穿刺、局部使用降眼压药物）、眼球按摩（勿压迫注射部位）、扩张血管、吸氧、注射透明质酸酶等多种措施挽回视力，但多数患者视力预后差。

眼皮跳是怎么回事儿？
会不会失明

眼睛为什么可以闭合

眼轮匝肌是位于皮下、环绕上下睑的环形薄层肌肉，负责眼睑的闭合。当它收缩时，眼睑就会闭合。肌肉的活动是受神经支配的，眼轮匝肌受两根面神经支配，这两根面神经又为"总司令"大脑掌控。在正常情况下，我们的眼睛会不由自主地眨眼，这是一种保护反应，可以将泪液均匀地分布到黑眼球（角膜）和白眼球（结膜）上，虽不会有明显感觉，但对眼球组织有营养与保护作用。但如果掌管眼睑肌肉的神经受到了过度刺激，就会指挥肌肉反复收缩，引起眼皮连续活动，出现眼皮跳的现象。

眼睛偶尔跳与总是跳

眼皮跳也有生理性与病理性之分。如果只是一只眼偶尔跳一跳，属于生理性现象，不必太紧张。但如果总是跳，休息后也不缓解，每天跳很多次，而且越来越频繁，持续一个月还不见好，不管是单眼跳还是两眼跳，都应该去医院看看。

什么原因引起眼皮跳

（1）压力与疲劳：通常与睡眠不足或睡眠质量差有关。

（2）视疲劳：眼镜的度数是否合适，是否有长期用电脑、手机的习惯？如果由于工作需要或习惯长期看屏幕的话，最好遵循国外专家们所建议的 20-20-20 原则，即注视电子屏幕 20 分钟后，建议把视线移到离屏幕距离 20 英尺（约合 6 米）以外的地方，保持 20 秒或更长的时间。

（3）咖啡：长期饮用浓茶浓咖啡可能会导致眼皮跳。

（4）心理状态、情绪所引起的眼皮跳：一些心理因素也会引起眼皮跳，比如情绪不稳定等，当心情好转时眼皮就不会再跳了。

（5）酒精：酗酒甚至饮酒也可引起。

（6）干眼：常见眼病，可因眼部炎症、配戴角膜接触镜、饮酒、久盯电脑屏幕等引起。

（7）营养不平衡：有报道称体内缺乏镁可能会引起眼睑痉挛。

（8）过敏：研究证明，过敏导致组胺的释放会引起眼睑痉挛。

在以上原因中，其中压力与疲劳以及长期用眼引起的视疲劳是引起眼皮跳最常见的原因。

眼睑痉挛与面肌痉挛

如果以上因素都排除，还是持续性眼皮跳，需要考虑面肌痉挛及眼睑痉挛。在正常情况下，神经和血管各司其职。由于年龄因素，血管变得僵硬（动脉硬化），会压迫其附近的神经，引起神经表层的髓鞘局部磨损，导致面神经局部神经的电传导发生改变，肌肉活动增强，从而出现眼皮跳（眼睑痉挛），甚至整个半张脸都在抽动。面肌痉挛最常见的原因就是面神经根部受血管压迫所致。如果脑部的神经出现了问题，会导致两眼眼睑同时发生抽搐。另外，梅杰综合征也同样会引起眼皮跳，如果出现了两眼"同时跳"，需要到神经内科进行诊疗。

眼皮跳会不会引起失明

单纯的眼皮跳一般不会引起视力问题，但是如下情况可能会影响正常生活。比如面肌痉挛，如果一只眼睛频繁抽动，读书、看报等还是会有障碍。如果是眼睑痉挛，严重时两只眼睛同时睁不开，需要到神经内科及眼科诊治。

饮用假酒可以导致失明

远离酗酒，远离假酒

我们常说的"假酒"，是工业酒精勾兑后冒充白酒销售的，其甲醇的含量超标。目前假酒的来源主要为两种：一种是小作坊仿冒名酒，这类假酒主要发生在大城市或城镇地区。一种是用工业酒精勾兑成食用白酒销售，主要发生在农村。为了赚取高额利润（可高达 2 000%），小商贩常常采取收购名牌酒的酒瓶，将勾兑好的假酒装入瓶内。工业酒精中含有甲醇（约 4%），而甲醇是剧毒物质，人口服中毒最低剂量约为 100mg/kg 体重，经口摄入 0.3 ~ 1g/kg 可致死。甲醇的化学性质、物理性质，特别是气味、滋味、比重等和乙醇相似，仅凭感官鉴别难以区分。

引起全身中毒的主要物质为甲醇的代谢产物——甲酸，它是引起中枢神经毒性的罪魁祸首之一。甲酸对中枢神经系统有麻醉作用，对视神经和视网膜有特殊选择作用，可引起不可逆病变并致视力永久性丧失，也可导致全身代谢性酸中毒。饮用"假酒"后，中毒症状通常出现在饮酒后 12 到 18 小时，这个潜伏期正是甲醇氧化成甲酸所需的时间。患者常出现困倦、头痛、恶心、呕吐、腹痛、视物模糊的症状，瞳孔反射迟钝甚至消失，严重者可致失明、昏迷不醒、心脏骤停。摄入甲醇后的几小时到几天内可出现不可逆的视力丧失。

喝假酒中毒了怎么办

饮用甲醇中毒后，应将患者的污染衣物立即清除并将患者立即移离现场，送往医院急诊救治。要阻止甲醇继续进入体内，需要进行催吐、洗胃等急诊处理。甲醇中毒的治疗包括清除毒物、呼吸循环支持治疗、对症治疗、纠正代谢性酸中毒、特效解毒剂和血液透析或腹膜透析等治疗。

如何预防此类情况的发生

在日常生活中，意识到"假酒"危害，不要随便饮用来源不明的酒，远离酗酒。

第四章

眼底疾病的治疗

目前治疗眼底疾病最火的药物
——谈谈抗血管内皮生长因子

什么是抗新生血管药物

很多眼底疾病都与视网膜下或脉络膜新生血管密切相关，目前研究发现了很多与新生血管形成、发生、发展相关的细胞因子，血管内皮生长因子（VEGF）就是罪魁祸首。目前治疗糖尿病性视网膜病变、湿性老年性黄斑变性、视网膜静脉阻塞、病理性近视、外层渗出性视网膜病变等新生血管性眼底疾病最有效的方式就是抗 VEGF 治疗，即通过特制针头向眼球玻璃体腔内注射抗 VEGF 药物，通过向视网膜组织输送有效浓度的抗新生血管药物从而抑制异常新生血管生长，也是我们常听到的眼底"打针"（图 4-1-1）。

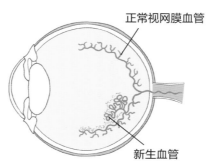

图 4-1-1 眼内新生血管示意图

抗 VEGF 药物目前有哪些

2004 年 12 月第一个抗 VEGF 药物——哌加他尼钠获 FDA 批准用于治疗湿性老年性黄斑变性。开启了眼内抗新生血管药物的新大门。随后疗效更显著、副作用更小的新型抗 VEGF 药物也如雨后春笋般相继上市，时至今日，通过我国 CFDA 批准的用于玻璃体腔内注射的抗 VEGF 药物为康柏西普、阿柏西普和雷珠单抗，三种药物的分子结构不同，具体选用哪种药物应据医生的治疗方案而定。

抗 VEGF 治疗是不是"一针灵"

目前湿性 AMD 的首选治疗为球内抗 VEGF 治疗，虽然抗 VEGF 治疗是目前治疗新生血管性眼底疾病最为有效的治疗手段，但是抗新生血管治疗不是"一针灵"，往往需要多次治疗视力才能有所恢复，并且前三针是水肿消退和视力改善的关键，需要前 3 个月每月注射 1 次，后续应每月定期复查监测，按医生的判断进行规律治疗。由于不同患者的基线视力和病程存在差异，具体打多少针、视力提高程度依患者自身情况而定，需遵医嘱定期复诊调整治疗方案（图 4-1-2）。

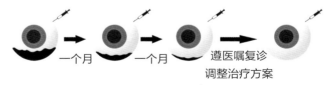

图 4-1-2　眼内抗 VEGF 治疗方案示意图

揭开玻璃体注药的神秘面纱

通过之前的文章，大家了解到了湿性年龄相关性黄斑变性的规范治疗，其中最为重要的就是抗新生血管治疗，也就是我们俗称的"打针"。不过有很多患者对于抗新生血管治疗仍有很多疑问，相信通过阅读下面的内容，各位患友会明了一些（图 4-2-1）。

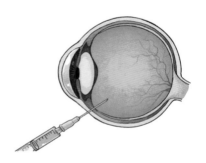

图 4-2-1 玻璃体腔注药术

抗新生血管治疗（打针）能治好我的眼底疾病吗

打针是目前最有效的治疗方法，也是国际公认的一线治疗方案，能够抑制新生血管的形成和发展，也可以有效地抑制血管渗漏。但对视力的提升程度、治疗效果因人而异，打多少针以及视力提升程度还与治疗早晚关系很大。相反，如果不治疗，3 个月内视力开始下降，严重的 2 年内甚至会失明。

不打针，吃药行吗

目前没有任何口服药物能够消退新生血管及维持和改善视力。打针是目前最有效的治疗方法，对视力的改善最明显。

能不能用激光替代打针

不能替代。如果医生建议您打针治疗，表示打针是对目前病情最好的治疗方法。黄斑水肿严重时，不恰当的激光治疗甚至会加重水肿而损伤视力。

打一针是否能好，如果效果好是否要继续打，如果没效果是否要继续打

不同患者对治疗的反应不同，有些刚开始治疗视力就有明显的改善，有些在治疗过程中逐渐显效。无论怎样，已经开始治疗的患者都应该坚持完成三针治疗，因为头三针（加强注射阶段）能更好地控制快速生长的异常新生血管，视力才有可能获得改善。

打完三针一个月后，视力没有提升，还要继续吗

部分患者视力不提高，但眼底病变（相干光断层扫描检查结果）好转，说明玻璃体注药术对患者的治疗是有效的，可能需要打4、5针才能获得视力的改善。但具体治疗情况因人而异，一般建议，抗新生血管治疗有效时，在经济承受范围内，继续打

针，以争取更好的视力预后。对于三针治疗后，视力无提升，眼底病变无好转者，即治疗无效情况下，可考虑更换药物种类，换用作用机制不完全相同的其他抗新生血管药物。

总共要打多少针？打针后视力能维持多久

新生血管像割掉的杂草可能还会再长出来。连续打完 3 针后，很多患者可以维持已获得的视力。在一项为期 12 个月的医学研究中，连续打完前 3 针后：53% 的患者只需再打 0 ~ 2 针。只有 47% 的患者再治疗 2 次以上。如果不打针，随病情的进展，有的患者可能会发生视力严重下降甚至失明，带来更多的经济损失，不能独立生活或工作。

抗新生血管治疗会不会产生依赖性？会不会耐药

不会依赖，只有非常少的患者，打了很多针后才可能出现耐药情况。

打针有副作用吗？有风险吗

眼内注射的整个过程，包括上手术台前的准备等，大约只需要 10 分钟，其中的注射部分仅几秒钟就完成了，注射时甚至没有感觉，因此，无须害怕。

眼内注射是眼科的常规操作，目前全球已经有超过 1 700 万例患者完成治疗。

任何治疗都有风险，术前全身检查、内科会诊、冲洗泪道及规范地抗生素点眼是手术安全进行的基础，术后的换药、复诊以及抗生素的使用也是防范可能出现的并发症的保障。但是由于个人情况不同，手术可能出现的意外和并发症也不完全相同，具体请咨询您的医生。

打针需要在手术室进行吗

需要在手术室按眼内注射术标准进行。手术在表麻（滴表麻药物）下进行，无须过度紧张。

打完针后需要滴抗生素滴眼液吗

打针当天请勿揭开敷料，从第 2 天起，连续 3 天使用抗生素滴眼液，每天 4 次。

打完针要注意什么

不揉眼，不沾水，保证眼部清洁，遵医嘱复诊，有任何不适请及时回医院就诊。

打完针多久复诊一次

术后第 1 天复诊，换药，测眼压，眼部检查，眼帘遮盖 24 小时，并按时点抗生素眼药水。

术后每月复诊。

必要时术后 1 周或 2 周复诊，根据个人情况，具体复诊时间咨询医生。

出现什么不适的情况要复诊

视力下降、眼红眼痛、视物变形等眼部不适，应立即就诊复诊。

复查要做哪些检查

常规检查视力、眼压、相干光断层扫描，必要时可复诊眼底荧光素血管造影术 / 吲哚菁绿血管造影。通过各项检查结果的对比能够更好观察病情变化，检查治疗效果。

3　视网膜上可不可以打激光，什么是眼底激光治疗，都可以治疗哪些眼底病

激光是 20 世纪以来的重大发现之一，享有"最快的刀""最准的尺""最亮的光"等美誉。相传在古代，希腊与罗马交战，罗马派来声势浩大的舰队入侵，于是希腊的一位著名科学家阿基米德提议大家纷纷拿来镜子，在高处将中午的阳光向罗马军舰反射，结果军舰起火，罗马军队溃败。事实上，这就类似激光的热效应的应用，将光的能量聚集产生较大的能量（图 4-3-1）。

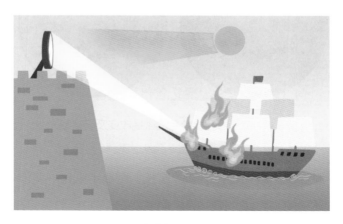

图 4-3-1　聚光烧船——激光的热效应

激光是如何发挥作用的

在眼底病治疗方面，激光主要通过 3 种生物学效应起作用，包括热效应、电离效应以及光化学效应。其中最主要的便是热效应，可使眼底组织变性凝固，例如激光治疗视网膜脱离便是令视网膜神经上皮和色素上皮受热凝固使其贴附（图 4-3-2）。

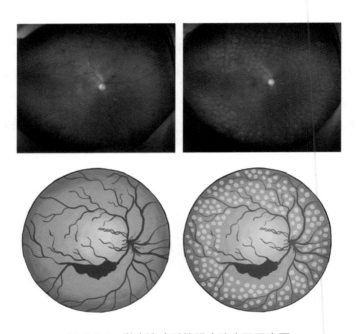

图 4-3-2　激光治疗后的眼底改变及示意图

不同颜色的激光具有不同的波长，眼底组织对不同波长激光的吸收率不同。因此，不同的疾病使用的激光技术也存在差异，例如蓝光可以被黄斑区集聚的叶黄素大量吸收，因此黄斑区的光

凝治疗不采用蓝光。目前临床上常用的治疗眼底病的激光包括氩
离子激光、氪离子激光、Nd:YAG 激光、微脉冲激光和光动力治
疗激光等（图 4-3-3）。

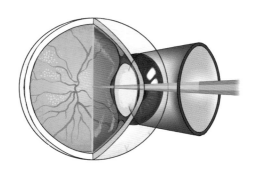

图 4-3-3　激光治疗示意图

激光治疗的眼底疾病种类和方向

激光治疗的眼底疾病包括糖尿病性视网膜病变、视网膜静脉
阻塞、视网膜裂孔和变性、中心性浆液性脉络膜视网膜病变、视
网膜血管瘤、毛细血管扩张症等视网膜血管性疾病。

目前，新的眼底激光技术着眼于对病变组织的靶向作用以及
减少对正常组织伤害的目标，正在蓬勃发展。

全视网膜光凝治疗是怎么回事

　　"根据您目前的眼部情况，需要考虑进行全视网膜光凝治疗了。但是因为您有糖尿病，所以先需要了解一下您的血糖控制情况"（图 4-4-1）。

　　"什么是全视网膜光凝？做完需要注意什么呢？"

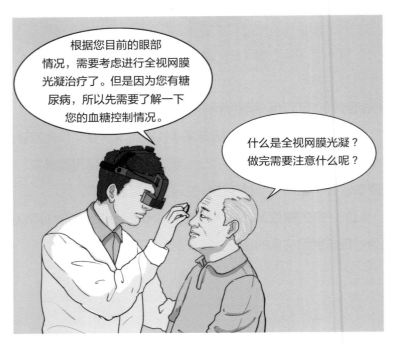

图 4-4-1　门诊患者咨询全视网膜光凝治疗

全视网膜光凝属于眼底激光治疗的一种方式，其治疗范围是除眼底黄斑区外的全部视网膜，即从视盘外 1 ～ 2 个视盘直径至赤道的眼底进行光凝治疗。

全视网膜激光光凝的目的是防止病情进一步进展，防治因缺血引起的新生血管生成及其引发的严重并发症，包括眼底出血、玻璃体积血、牵拉性视网膜脱离和新生血管性青光眼等。

全视网膜光凝治疗首先可降低眼底组织的耗氧量，将有限的营养和能量供给健康的血管和组织；其次，治疗后可与下方脉络膜沟通，获得脉络膜血管的营养"支援"，供给视网膜；最后，全视网膜光凝还有降低血管内皮生长因子的作用。血管内皮生长因子是公认的促进新生血管形成的罪魁祸首。

当然，光凝治疗是一种针对患者现有病情，防治新生血管的必要性的"利"大于"弊"（光凝引起的一些并发症）的治疗手段，也就是"丢卒保车"的策略。患者同时也要知道，光凝可能会引起周边视野缺损和黄斑水肿的可能，此外，全视网膜光凝范围较广，考虑到患者的耐受，一般需要分多次完成（一般为 1 ～ 4 次）。目前新的治疗方法也不断涌现，比如瀑式光凝，患者 1 ～ 2 次即可完成整个视网膜的光凝。5G 技术可以远程控制激光发射信号，传输到目标激光光凝仪上，并精准、快速地打到患者视网膜的对应位置。仪器的灵敏性和安全性都很高，当患者眼底位置对位时发射激光，在患者转动眼球时立即停止。治疗后患者需要注意避免揉眼睛、剧烈运动（图 4-4-2）。

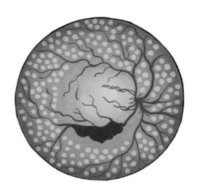

图 4-4-2 全视网膜激光光凝术治疗后眼底示意图

目前，全视网膜光凝主要治疗视网膜血管性疾病所导致的视网膜缺血，包括糖尿病性视网膜病变和缺血性视网膜中央静脉阻塞等。这种方式是降低中等度视力下降最有效的战略布局。已在全世界广泛使用，绝非药物可完全替代。

这些患者均需尽早、尽快完成全视网膜光凝治疗。

光动力治疗能不能治疗眼底疾病？治疗应注意哪些事项

什么是光动力治疗

光动力治疗（photodynamic therapy，PDT）亦称为光辐射疗法、光化学疗法。光动力疗法是应用光敏剂与非致热光源选择性地发生光动力反应，破坏异常细胞，对周围正常组织的损伤极小，是一种特殊的激光靶向治疗（图 4-5-1）。

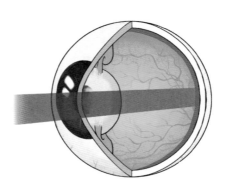

图 4-5-1　光动力治疗示意图

光动力反应的基本过程

生物组织中的内源性或外源性光敏物质受到相应波长光（可见光、近红外光或紫外光）照射时，吸收光子能量，由基态变成激发态，处于激发态的光敏物质很不稳定，迅速经过物理退激或化学退激过程释放出能量而返回基态，其物理退激过程可以产生荧光，通过分析荧光光谱能进行疾病的诊断；其化学退激过程可以生成大量的活性氧，活性氧可与多种生物大分子相互作用，损伤细胞结构或影响细胞功能，因而产生治疗作用。

光敏剂

美国食品药品监督管理局（FDA）唯一批准用于眼科的光敏剂——注射用维替泊芬。

（1）成分：15mg 维替泊芬静脉输注，冻干粉。

（2）性状：无菌，脂溶性，墨绿色。

（3）贮藏：室温（25℃以下），避光保存。

（4）使用：溶解后 4 小时内使用。

（5）有效期：3 年。

光敏剂的作用（图 4-5-2）

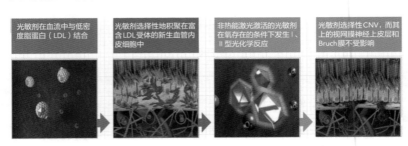

图 4-5-2　光敏剂眼内作用机制示意图

光动力治疗的临床特点（图 4-5-3）

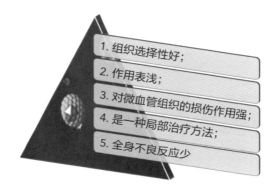

图 4-5-3　光动力治疗的临床特点

光动力治疗的临床适应证（图 4-5-4）

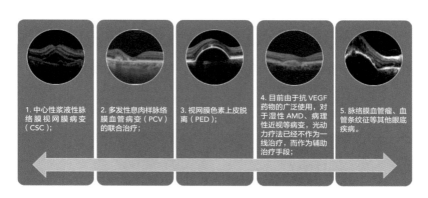

图 4-5-4　光动力治疗的临床适应证

光动力治疗术后的注意事项

（1）治疗尽量安排在下午进行，治疗当日患者需穿戴和携带下述物品到医院（图4-5-5）。

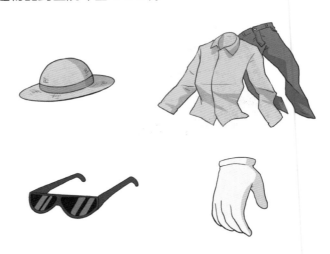

图 4-5-5 光动力治疗术后注意事项

（2）5天内应注意避免强光照射，如特别明亮的大堂、家里和办公室的强光、口腔科和手术光源、强烈日光（图4-5-6）。

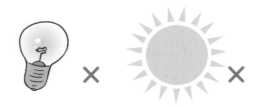

图 4-5-6 光动力术后 5 天内需避免强光照射

（3）可以看电视和电影，不应该一直待在暗室里，因为适当暴露于室内光将有助于灭活皮肤内的光敏剂（图 4-5-7）。

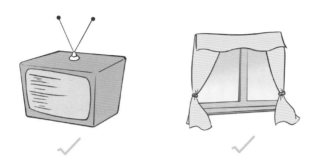

图 4-5-7　光动力术后适当暴露于室内光

（4）PDT 术后的第 1 个半年中，至少每个月随访 1 次，接受视力检查；治疗半年后，每 3 个月随访 1 次，直到视力和眼部病变稳定。

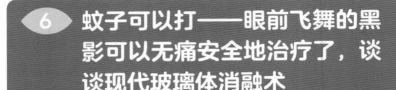

6 蚊子可以打——眼前飞舞的黑影可以无痛安全地治疗了，谈谈现代玻璃体消融术

玻璃体混浊是指漂浮在眼睛玻璃体中的小碎片，这些碎片投射阴影到视网膜。如果您有飞蚊症，在视野中看到的阴影正是这些小碎片。生理性飞蚊症的产生与玻璃体退化有关，这些已在之前的文章中详细描述过。以往飞蚊症以保守治疗为主。但现代玻璃体消融术作为近年来应用于临床的新兴治疗手段，以其无创、快速、安全及操作简便的特性受到广泛关注。

常见的混浊类型（图 4-6-1）

（1）纤维束状混浊：细密的混浊可以表现为多个点和 / 或线状蛛网，这是玻璃体的胶原纤维聚集的结果。根据混浊的大小及位置，可选择通过玻璃体消融术来治疗。

（2）弥漫性混浊：这种云雾状混浊是由自然衰老引起的。虽然可以用玻璃体消融术对其进行处理，但有时往往需要更全面的治疗，以获得满意的治疗效果。

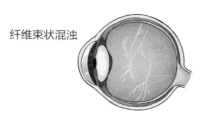

纤维束状混浊

弥漫性混浊

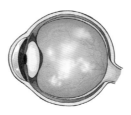

Weiss 环混浊

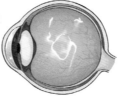

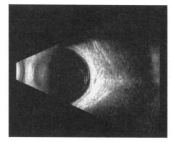

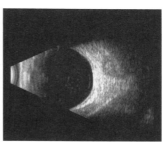

纤维束状玻璃体混浊 弥漫性混浊

图 4-6-1 玻璃体混浊的分类

（3）Weiss 环混浊：常发生于玻璃体后脱离的老年患者。这是一种大的纤维状环形混浊。可以通过玻璃体消融术获得满意效果（图 4-6-2）

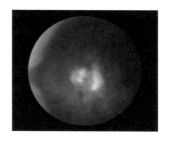

图 4-6-2 眼底照相中典型的 Weiss 环

什么是玻璃体消融术

也被称为玻璃体混浊激光治疗，它是一种对眼睛无损伤的非侵入的无痛操作，可以消除由混浊引起的视觉干扰。玻璃体消融术的目标是实现"视觉功能的改善"，让您恢复到每天没有混浊物阻挡视线的"正常"生活（图 4-6-3 ）。

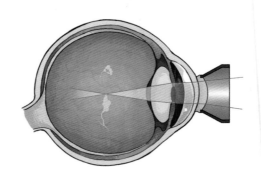

图 4-6-3　玻璃体消融术治疗示意图

玻璃体消融术的适宜人群

是否适合做玻璃体消融术，还需要咨询您的眼科医生，并不是眼前产生了漂浮的黑影就适合做，在玻璃体消融术之前，必须进行眼科检查，以确定是否能接受治疗。常需要考虑以下方面的因素。

（1）年龄：一般小于 40 岁的年轻患者不建议进行此种治疗。

（2）临床检查结果

1）医生通过眼底检查，发现了明显的混浊则可以考虑进一步治疗；如果患者眼前出现了黑影，而医生经过仔细检查发现不了明确的混浊，则暂不考虑。

2）在大多数情况下，靠近晶状体和视网膜（1~2mm）出现微小混浊物的患者不适合接受玻璃体消融术。

3）经过医生的详细检查并排除由于其他眼部疾病导致的混浊，在这种情况下需要积极治疗原发病（如干性视网膜裂孔、葡萄膜炎等引起的玻璃体混浊）等，而不考虑此种治疗。

4）新发生的玻璃体后脱离，需要病情稳定一段时间后再考虑治疗。

5）白内障术后发生的眼前黑影也是可以治疗的，需要眼科医生详细检查后提供建议。

玻璃体消融术是怎么起到治疗效果的

玻璃体消融术利用激光的纳秒脉冲消除玻璃体混浊现象，并切除玻璃体内束状混浊。在此过程中，混浊的胶原和透明质酸分子被汽化。结果是该混浊被去除或减小到一个不再妨碍视力的体积。

治疗前

做玻璃体消融术前不需要特殊准备。手术之前患者要根据医生的要求进行一些必要的检查，术前一天注意休息，避免紧张。

治疗的过程是怎样的

玻璃体消融术在门诊即可完成。治疗前，需要先散大瞳孔，眼科医生会使用具有局部麻醉作用的眼药水对您的眼睛进行麻醉。随后，医生将玻璃体镜放置在您的眼睛上，通过专门设计的裂隙灯显微镜进行激光治疗。

在治疗过程中，您可能会看到一些小黑斑或黑影，这说明针对混浊的治疗产生了效果——混浊在纳米级的激光作用下气化形成小气泡。这些气泡迅速溶解并被玻璃体再吸收。

治疗结束，眼科医生会给您使用消炎眼药水。

每次治疗通常需要 20 ~ 60 分钟，为了达到令人满意的疗效，大多数患者需要进行多次的治疗。

治疗后的注意事项

治疗后可能会在视野下方看到一些小的暗斑，但会很快消失，同样要注意可能会有一些患者在治疗后出现轻微不适，如眼红或暂时的视物模糊。这些症状与治疗前眼睛安装了特殊的玻璃体镜有关，与治疗本身无关，而且症状很容易消退。

大量临床研究表明，玻璃体消融术对大多数患者是一种安全、有效的治疗方法。已报道的术后的并发症罕见，在治疗中需要听从医生的建议，以免误伤晶状体（引起白内障）或视网膜。

最后，玻璃体消融术可以帮助患者消除眼前黑影的干扰，但是并不能治疗玻璃体后脱离，预防玻璃体后脱离有可能产生的并发症也是需要患者注意的（详细内容可见我们之前有关玻璃体后脱离的介绍）。

为什么有的视网膜脱离手术后医生嘱咐要趴着

　　"您视网膜脱离手术做得很成功，但是由于眼内存有硅油，您术后记得要保持俯卧位。"小易医生反复交代。

　　"睡觉也要趴着吗？为什么一定要趴着呢？"

　　"术后趴好也是决定手术成功的关键！"

　　下面，就详细地聊聊视网膜脱离术后俯卧位的重要性。

　　前面讲到，孔源性视网膜脱离实际上是内 9 层和外 1 层的分离，手术治疗的目的是让脱离的两部分重新贴附，但是为了防范再次脱离，要打入惰性气体和硅油使这两部分贴附牢固。若长期无法复位，最终会由于无法得到充足的营养供给、无法正常接收和传递视觉信息而导致视力下降甚至丧失。

　　那么，如何才能使神经上皮层和色素上皮层重新贴附在一起呢？聪明的前辈们发现了一种惰性气体和硅油可以较为安全地放入眼内，撑起眼球，复位视网膜。然而，惰性气体和硅油都比水轻，正常情况下，不论是坐位、站位或者仰卧位，惰性气体和硅油都无法准确顶压视网膜，导致复位失败。因此，医生往往嘱咐术后患者俯卧位，这样，气体或者硅油位于上方，正好能够顶压视网膜，使之复位（图 4-7-1）。

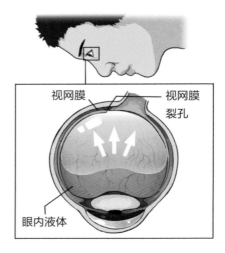

视网膜

视网膜
裂孔

眼内液体

图 4-7-1　视网膜脱离术后俯卧位的原因

　　长时间的俯卧位也会存在引起压疮、压迫内脏，影响呼吸，增加深静脉血栓的风险等不利因素，因此，还可用俯卧枕、U 型枕等增加舒适度。

8 视网膜脱离手术中眼内打入气体或硅油是怎么回事

大家都听过在血管里输液体、往骨头里打钢钉、在心脏里装支架，但你听过往眼睛里打气、打油吗？其实，往眼内注射气体或硅油是手术治疗视网膜脱离的常用方式，用作眼内填充剂，暂时为视网膜提供物理支撑，有助于脱离的视网膜复位重新黏合。

玻璃体是眼球重要的内容物，它是凝胶状物质，具有黏弹性，当眼球运动或受到外力冲击震荡时，玻璃体能对晶状体和视网膜起支撑和减震的作用。视网膜脱离手术中将玻璃体切除后视网膜失去了稳定的支撑，眼内填充气体和硅油则为脱离下来的视网膜提供了持续的外力支撑，从而使裂孔关闭，阻止眼内液体进入视网膜下，促使视网膜外1层和内9层恢复正常嵌合、有助于视网膜永久性复位。

填充的气体起到暂时的支持作用，硅油起到长期的支持作用，由于硅油和气体的密度都比水小且表面张力大，具有向上的浮力。术后需要采取特殊体位，使裂孔处于最高位，让硅油或气泡推压裂孔（图4-8-1）。

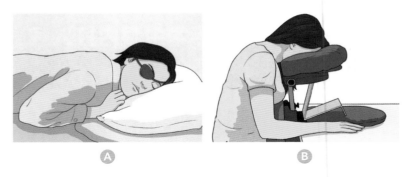

Ⓐ   Ⓑ

图 4-8-1   视网膜脱离复位术后体位

A. 侧卧位；B. 术后可借助于俯趴枕保持面朝下位

　　气体根据支撑作用的长短分为膨胀性气体和消毒空气，消毒空气吸收较快，注入 2 天后即消失一半而失去治疗作用，通常用于黄斑裂孔、不伴有明显玻璃体牵拉的视网膜裂孔，膨胀性气体可以吸收血液中的气体，产生膨胀作用，半个月左右方能完全被吸收。由于各种气体的物理特性不同，患者的病情不同，需要由医生决定玻璃体手术充入哪种气体。

　　填充气体也会产生一系列并发症，如晶状体或后囊混浊、术后高眼压、视网膜周边部产生新的裂孔、角膜内皮混浊等。

玻璃体视网膜手术中重要的填充物——硅油

　　硅油，又名聚二甲基硅氧烷，是一种无色透明的液体。硅油对人体无毒无害、不被组织吸收且在眼内有很好的生物相容性，因而被用作玻璃体手术的眼内填充剂。1962 年，硅油便在临床中应用，充当眼内填充剂。50 多年来，随着玻璃体手术的技术逐渐成熟，以及近几年微创手术的技术迅速发展，硅油出场的频率也越来越高（图 4-9-1）。

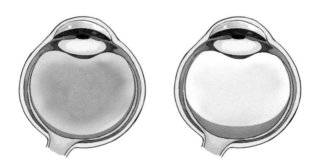

图 4-9-1　眼内硅油填充及气体填充示意图

玻璃体手术中的眼内填充物除了硅油还有惰性气体和空气，虽然硅油还需要二次手术取出，但其也有着不可替代的优势。硅油具有较高的表面张力、密度比水小，具有向四周缓慢扩展的特性，能够铺开皱缩的视网膜，将裂孔处的视网膜下液排出，且不易进入视网膜下。硅油的屈光系数与玻璃体相似，但又略高于玻璃体及房水，可以产生 5.0 屈光度的远视。

　　虽然硅油的优点多多，但也有不可忽视的不足，硅油长期存留眼内会导致一系列并发症，如硅油乳化、继发性白内障、继发性青光眼、低眼压、角膜变性等。因此需要在合适的时间通过二次手术将其取出。取出时机既要考虑时间因素，也要权衡并发症与视网膜复位程度，应根据患者情况具体分析。

⑩　眼药虽好，眼药瓶虽小，可不要贪多——眼药水该怎么用

　　患有眼病的患友常常会用到以下几种眼药水，这些眼药水如何使用也存在很多问题，下面就为大家一一介绍。

抗感染类眼药水

　　抗感染的眼药水或者眼药膏主要包括抗细菌的氧氟沙星和妥布霉素、抗病毒的更昔洛韦和阿昔洛韦、抗真菌的那他霉素等，这些眼药主要适用于眼睑、泪道、结膜、角膜等部位的感染性炎症，或手术后感染的预防与治疗。它占眼药水中最大的一部分，也是常常会用到的眼药水。但是滥用这种眼药水，会破坏眼睛正常的菌种生态，所以这类眼药水必须根据医生的建议使用。

散瞳类眼药水（图 4-10-1）

　　眼底有病变的患者，一定不会对散瞳药陌生。

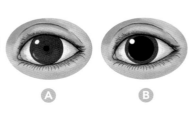

图 4-10-1　应用散瞳药后散大的瞳孔

A. 正常大小的瞳孔；B. 点散瞳

药物后扩大的瞳孔

散瞳药包括阿托品、后马托品、复方托吡卡胺等眼药水或眼药膏，其中复方托吡卡胺属于快速散瞳药，散瞳效果持续 6~8 小时左右，阿托品属于慢速散瞳药，散瞳效果持续 3 周左右，后马托品介于两者之间。散瞳药可以松弛瞳孔括约肌和睫状肌，起到扩大瞳孔和放松调节的作用。快速散瞳药一般 10~20 分钟可以将瞳孔散开以达到最大功效，患者会出现暂时的视物模糊，不过 6~8 小时瞳孔即可恢复正常。医生一般会使用快速散瞳药来放大患者的瞳孔，从而观察眼底病变和进行相关检查。验光时需要根据年龄和眼位情况决定使用快速还是慢速散瞳药（图 4-10-2）。

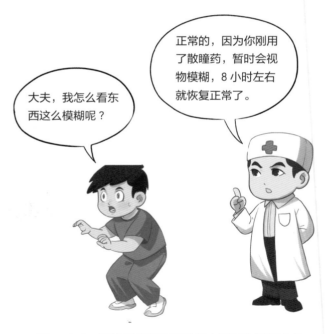

图 4-10-2　门诊患者咨询瞳孔散大后视物模糊症状

对于前房正常、眼压不高的患者，散瞳并不会对眼睛造成伤害，但是对于前房浅和闭角型青光眼患者，散瞳检查有一定的风险，因此，散瞳前一般需要检查眼压、询问是否有青光眼家族史以及用裂隙灯观察前房情况。

白内障防治类眼药水

老年性白内障是人晶状体自然老化的现象，如同人的头发随年龄增长变白一样。关于这类药物，患友们存在很多疑问，而且此类药效往往被描述得神乎其神。但是目前国内外并没有任何公认的药物可以逆转白内障，最多只能起到延缓白内障发展的作用。

干眼症治疗类眼药水

如果你经常感到眼睛干涩、易流泪、看东西容易感到疲劳，你可能是患了干眼症，需要一些眼科检查确定是否患有干眼症。干眼症的治疗除了需要积极治疗原发疾病以外，主要还是对症治疗，即补充泪液成分和减少泪液流失。

目前，常用于治疗干眼症的眼药水有玻璃酸钠眼药水、聚乙烯醇眼药水、甲基纤维素眼药水等，其中有些含有防腐剂，有些不含防腐剂。这些药物都可以不同程度地缓解眼睛干涩症状，让干涩的眼睛得到滋润。但是，必须说明的是人工泪液只是对症治疗，并不能根治，所以在治疗过程中要尽快明确病因，积极针对病因进行治疗。如眼睛有炎症还必须同时使用消炎眼药等。干眼症的治疗不能单一依赖眼药水，最好在眼科医生的指导下规范治疗。

总之，眼药水的种类繁多，以上只举了较常用的几种。接下来谈谈另一个大家关心的问题——如何使用眼药水（图4-10-3）。

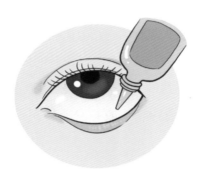

图 4-10-3　眼药水正确滴用示意图

（1）洗手：滴眼药之前要先洗手，防止经手接触引发眼部感染。

（2）姿势：滴眼药时，头部尽量后仰，或者平躺，用示指将下眼睑下拉，将眼药水滴于眼睑与眼球之间的结膜囊中，注意不要接触睫毛。

（3）用量：滴眼液一般每滴约为 25～30μL，而结膜囊泪液最多能容纳大约 10μL，实际上只有较少的眼药保留在结膜囊内。所以常规治疗每次只需要滴 1 滴即可，不必担心眼药水流出。如果是点眼膏的话，需要大约挤出一厘米长至结膜囊内，然后转动眼球使眼膏得以涂布到眼球表面。

（4）用法：如果需要点 2 到 3 种眼药水时，不同眼药水之间需要间隔 5～10 分钟。若需同时点眼药水和眼药膏，应先点眼药水后再抹眼药膏。由于使用眼药膏会有一段时间轻微影响视力，所以一般是在晚上睡觉前使用。在某些特殊情况下医生会要求白天也使用眼药膏，这时遵医嘱执行即可。

（5）储存：眼药要放在阴凉、干燥、通风处，特殊眼药需放冰箱冷藏（比如某些含有生物制剂成分的眼药），如温度太高可能影响药效。未开封的眼药有效期一般为 1～3 年，在药品说明书上会有详细标注。打开瓶盖后的眼药有效期一般为 1 个月，过了这段时间，无论眼药剩余多少都应丢弃。

11 让"生命的种子"在视网膜生长——谈谈干细胞治疗眼底疾病的前景

干细胞是生命的种子，也是人体细胞的生产厂，具有自我更新和再生的能力。在一定条件下，可分化成多种功能细胞，被医学界称为"万能细胞"。干细胞技术已在眼部疾病的研究中取得了一些进展，目前用于眼底病治疗方面的干细胞有胚胎视网膜母细胞、成熟个体的视网膜干细胞、视网膜中的神经干细胞等。

如何让这颗"种子"在视网膜生长？这就需要干细胞技术了。干细胞技术是指通过特殊技术对干细胞的诱导培养，在体外形成具有全新的、正常的细胞、组织、器官，最终实现对临床疾病的治疗。干细胞技术可将体外分化得到的视细胞移植到视网膜病灶处，代替原有受损细胞，以期挽救不能再生的视细胞，从而提高患者的视功能（图 4-11-1）。

干细胞技术的发展也为一些难治性眼底病的治疗带来了曙光。2010 年，美国 FDA 批准了全球第二例人胚胎干细胞临床试验便与干细胞技术治疗眼底病相关，研究人员将胚胎干细胞诱导产生的视网膜色素上皮细胞（retinal pigment epithelium，RPE）分别注入患有干性年龄相关性黄斑变性（age-related macular

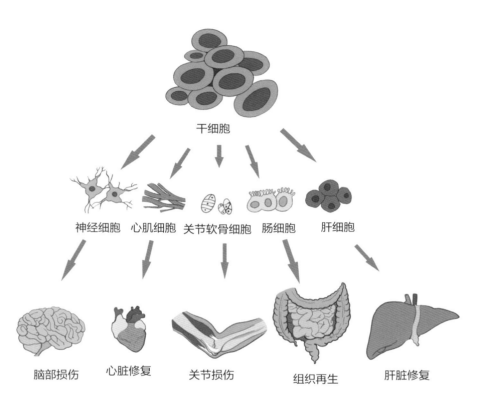

干细胞

神经细胞　心肌细胞　关节软骨细胞　肠细胞　肝细胞

脑部损伤　　心脏修复　　关节损伤　　组织再生　　肝脏修复

图 4-11-1　干细胞的应用示意图

degeneration，AMD）和 Stargardt 病的患者眼内。4 个月后，发现注入的 RPE 存活了下来并完全取代了患者原有的失去功能的视网膜上皮细胞，两名患者视力均有很大程度的改善，提高了患者对色彩的分辨能力，术眼的对比敏感度和暗适应均得到了改善。2018 年，南加州大学等研究人员开发出一种基于干细胞技术的 RPE 移植体，作用于干性 AMD 患者视网膜中 RPE 缺失的位置，不但可以防止患者视力进一步退化，甚至可以给某些患者的视力带来显著改善。这一技术有望恢复晚期干性 AMD 患者的视力并防止早期 AMD 患者出现视力下降。

目前干细胞技术主要针对视网膜退行性疾病，如干性 AMD、Stargardt 病、视网膜色素变性（retinitis pigmentosa，RP）及自身免疫性疾病引起的眼底疾病等，其特点均为光感受器细胞或视网膜色素上皮细胞不可逆的损伤，从而导致患者视力丧失。

如何让这颗生命的种子在视网膜更好地长大，将成为未来干细胞治疗眼底疾病的研究热点。它的安全性、有效性及可控性仍需要大量的临床研究证据，希望有朝一日干细胞技术能够真正为广大难治性的眼底病患者带来光明。

12　谈谈基因治疗

在科幻电影中，平民出身的"超级英雄"都有一个共同点——他们的超能力都是靠"基因改造"的！虽然超能力在现实中并不存在，但是通过"修改"基因来治疗疾病早已存在（图 4-12-1）。

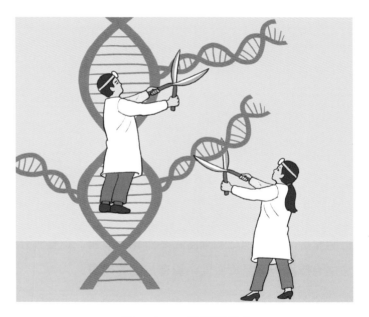

图 4-12-1　"基因改造"

什么是基因治疗

简单而言，基因治疗是指通过各种特殊技术修复缺陷基因，以实现减缓或者治愈疾病的目的。常规治疗方法针对的是因疾病而导致的各种症状，而基因治疗针对的是造成疾病的异常基因本身。因此，基因治疗能从根本上治愈一些现有的常规疗法所不能解决的疾病，其在遗传性眼底病的应用有着广阔的空间。

基因治疗可以治疗哪些遗传性眼病

目前国外已开展了多项针对单基因突变的遗传性眼底病基因治疗的临床试验，其中包括视网膜色素变性、先天性无脉络膜症、全色盲、先天性黑矇 II 型、Stargardt 病、Leber 遗传性视神经病变、全色盲 I 型、视网膜劈裂症、Usher 综合征等。2020年 2 月，*Nature Medicine* 公布了人类首次应用基因治疗替代突变的 RPGR 基因，来治疗 X 连锁视网膜色素变性，初步临床试验结果令人振奋。患者眼内注射含有改造后基因的腺相关病毒（AAV）（一种用于基因治疗的递送载体）1 个月后，中剂量治疗组患者的视网膜敏感性增加并且部分视野丧失得以逆转，虽然视力没有明显提高，但视觉清晰度和视野均有改善。这些预示着基因疗法在治疗视网膜色素变性中具有广阔的前景。

2017 年，首个治疗先天性黑矇症（*RPE65* 基因缺陷）的药物 Luxturna 获得美国食品与药品监督管理局（FDA）审批。标志着单基因遗传眼病的治疗进入了一个基因治疗的新时代，称为遗传性眼病治疗的一个里程碑。Luxturna 于 2018 年 11 月 1 日列入国家药品监督管理局发布的第一批临床急需境外新药公示名单，但是由于价格昂贵，它的使用与推广在我国仍然面临诸多挑战。

基因治疗遗传性眼底病无论从理论还是技术上的确尚有一些关键问题需发掘和解决。我们对它无比期待的同时，期盼着安全、廉价的基因治疗可以早日造福人类。

1. CHEN W W, WANG N, CAI S, et al. Structural brain abnormalities in patients with primary open-angle glaucoma: a study with 3T MR imaging[J]. Investigative Ophthalmology & Visual Science, 2013, 54(1): 545-554.

2. FUJIWARA K, YASUDA M, HATA J, et al. Long-term regular exercise and intraocular pressure: the Hisayama Study[J]. Graefe's Archive for Clinical and Experimental Ophthalmology, 2019, 257(11): 2461-2469.

3. KIM Y W, PARK K H. Exogenous influences on intraocular pressure[J]. British Journal of Ophthalmology, 2019, 103(9): 1209-1216.

4. JONAS J B, AUNG T, BOURNE R R, et al. Glaucoma[J]. Lancet, 2017, 390(10108): 2183-2193.

5. WEINREB R N, AUNG T, MEDEIROS F A. The pathophysiology and treatment of glaucoma: a review[J]. Jama, 2014, 311(18): 1901-1911.

6. DONALDSON E J. Fluorescein angiography[J]. Australia Journal of Ophthalmology, 1980, 8(4): 329-331.

7. ZHANG X, GONG X, WANG Y, et al. Macular auto-fluorescence is a follow-up parameter for cystoids macular edema[J]. Science China Life Sciences, 2015, 58(8): 773-777.

8. LARNER A J. A Dictionary Of Neurological Signs[M/OL].Germany: Springer, 2006.

9. ZHONG C, YOU S, ZHONG X, et al. Retinal vein occlusion and risk of cerebrovascular disease and myocardial infarction: A meta-analysis of cohort studies[J]. Atherosclerosis, 2016, 247: 170-176.

10. SIVAPRASAD S, AMOAKU W M, HYKIN P. The Royal College of Ophthalmologists Guidelines on retinal vein occlusions: executive summary[J]. Eye (London, England), 2015, 29(12): 1633-1638.

11. HIRSCH E B. Gray's anatomy: the anatomical basis of clinical practice[J]. Jama the Journal of the American Medical Association, 2009, 301(17): 1829-1830.

12. GENEAD M A, FISHMAN G A, STONE E M, et al. The natural history of stargardt disease with specific sequence mutation in the *ABCA4* gene[J]. Investigative Ophthalmology & Visual Science, 2009, 50(12): 5867-5871.

13. CIDECIYAN A V, ALEMAN T S, SWIDER M, et al. Mutations in ABCA4 result in accumulation of lipofuscin before slowing of the retinoid cycle: a reappraisal of the human disease sequence[J]. Human Molecular Genetics, 2004, 13(5): 525-534.

14. ZHANG X, HARGITAI J, TAMMUR J, et al. Macular pigment and visual acuity in Stargardt macular dystrophy[J]. Graefe's Archive for Clinical and Experimental Ophthalmology, 2002, 240(10): 802-809.

15. GOEZINNE F, LA HEIJ E C, BERENDSCHOT T T, et al. Patient ignorance is the main reason for treatment delay in primary rhegmatogenous retinal detachment in The Netherlands[J]. London, England:Eye, 2009, 23(6): 1393-1399.

16. SCHICK T, HEIMANN H, SCHAUB F. Retinal detachment part 1 - epidemiology, risk factors, clinical characteristics, diagnostic approach[J]. Klinische Monatsblatter für Augenheilkunde, 2020, 237(12): 1479-1491.

17. KREISSIG I. Primary retinal detachment: A review of the development of techniques for repair in the past 80 years[J]. Taiwan journal of ophthalmology, 2016, 6(4): 161-169.

18. AMER R, NALCI H, YALÇINDAĞ N. Exudative retinal detachment[J]. Survey of Ophthalmology, 2017, 62(6): 723-769.

19. XU Z, WANG W, YANG J, et al. Automated diagnoses of age-related macular degeneration and polypoidal choroidal vasculopathy using bi-modal deep convolutional neural networks[J]. British Journal of Ophthalmology, 2021, 105(4): 561-566.

20. BELLOWS A R, CHYLACK L T, HUTCHINSON B T. Choroidal detachment. Clinical manifestation, therapy and mechanism of formation[J]. Ophthalmology, 1981, 88(11): 1107-1115.

21. SEELENFREUND M H, KRAUSHAR M F, SCHEPENS C L, et al. Choroidal detachment associated with primary retinal detachment[J].

Archives of ophthalmology, 1974, 91(4): 254-258.

22. YU Y, AN M, MO B, et al. Risk factors for choroidal detachment following rhegmatogenous retinal detachment in a chinese population[J]. BMC Ophthalmology, 2016, 16: 140.

23. CHEUNG N, WONG T Y. Obesity and eye diseases[J]. Survey of Ophthalmology, 2007, 52(2): 180-195.

24. HELLSTRöM A, HåRD A. Screening and novel therapies for retinopathy of prematurity - A review[J]. Early human development, 2019, 138: 104846.

25. HARTNETT M. Retinopathy of prematurity: evolving treatment with anti-vascular endothelial growth factor[J]. American journal of ophthalmology, 2020, 218: 208-213.

26. WATTS P, MAGUIRE S, KWOK T, et al. Newborn retinal hemorrhages: a systematic review[J]. Journal of AAPOS : the official publication of the American Association for Pediatric Ophthalmology and Strabismus, 2013, 17(1): 70-78.

27. GRANGE L K, KOUCHOUK A, DALAL M D, et al. Neoplastic masquerade syndromes in patients with uveitis[J]. American journal of ophthalmology, 2014, 157(3): 526-531.

28. THEODORE F H. Conjunctival carcinoma masquerading as chronic conjunctivitis[J]. Eye, Ear, Nose & Throat Monthly 1967, 46(11): 1419-1420.

29. CHAN C-C, SEN H N. Current concepts in diagnosing and managing primary vitreoretinal (intraocular) lymphoma[J]. Discovery medicine, 2013, 15(81): 93-100.

30. PETERSON K, GORDON K B, HEINEMANN M H, et al. The clinical spectrum of ocular lymphoma[J]. Cancer, 1993, 72(3): 843-849.

31. GRIMM S A, MCCANNEL C A, OMURO A M P, et al. Primary CNS lymphoma with intraocular involvement: International PCNSL Collaborative Group Report[J]. Neurology, 2008, 71(17): 1355-1360.

32. MARIOTTI S P, KOCUR I, RESNIKOFF S, et al. The impact of myopia and high myopia[R]. Australia: Joint World Health Organization-Brien Holden Vision Institute Global Scientific Meeting on Myopia, 2015.

33. LIN R, VARADARAJAN A V, BLUMER K , et al. Prediction of cardiovascular risk factors from retinal fundus photographs via deep learning[J]. Nature biomedical engineeringNat Biomed Eng, 2018, 2(3):158-164.

34. IEL S W T, CAROL Y L C, GILBERT LTing DSW,et al. Development and validation of a deep learning system for diabetic retinopathy and related eye diseases using retinal images from multiethnic populations with diabetes[J]. JAMA, 2017, 318(22): 2211–2223.

35. UN G, LILY P, MARC C, et al. Development and validation of a deep learning algorithm for detection of diabetic retinopathy in retinal fundus photographs development and validation of a deep learning

algorithm for detection of diabetic retinopathy in retinal fundus photographs[J]. JAMA, 2016, 316(22): 2402–2410.

36. AWAL A, MCKIBBIN M A. Purtscher's and Purtscher-like retinopathies: a review[J]. Survey of ophthalmology, 2006, 51(2): 129-136.

37. CHEZ SALORIO M, DOMINGO PéREZ J, CUéLLAR SUáREZ A. Traumatic angiopathy of the retina caused by thoracic compression[J]. Revista clinica espanola, 1970, 117(5): 513-516.

38. RETT-BAKELMAN F E, DARSHI M, GREEN S J, et al. The NASA Twins Study: A multidimensional analysis of a year-long human spaceflight[J]. Science, 2019, 364(6436).

39. TYN P, DE DEYN P P. Optic nerve sheath distention as a protective mechanism against the visual impairment and intracranial pressure syndrome in astronauts[J]. Investigative ophthalmology & visual science, 2017, 58(11): 4601-4602.

40. A G, MADER T H, GIBSON C R, et al. Space flight-associated neuro-ocular syndrome[J]. JAMA ophthalmology, 2017, 135(9): 992-994.

41. SHAN V, PENG L, CORAM M, et al. Development and validation of a deep learning algorithm for detection of diabetic retinopathy in retinal fundus photographs[J]. Jama, 2016, 316(22): 2402-2410.

42. XU Z, WANG W, YANG J, et al. Automated diagnoses of age-related macular degeneration and polypoidal choroidal vasculopathy using bi-modal deep convolutional neural networks[J]. British Journal of

Ophthalmology, 2021, 105(4): 561-566.

43. REHAN S, PYNN H, WILLIAMS I, et al. Pulmonary embolism, frostbite and high-altitude retinopathy - a combination of life- and sight-threatening vascular complications at high altitude[J]. Scottish medical journal, 2019, 64(1): 30-34.

44. TIAN X, ZHANG B, JIA Y, et al. Retinal changes following rapid ascent to a high-altitude environment[J]. Eye (London, England), 2018, 32(2): 370-374.

45. CARRARO M C, ROSSETTI L, GERLI G C. Prevalence of retinopathy in patients with anemia or thrombocytopenia[J]. European Journal of Haematology, 2001, 67(4): 238-244.

46. PEARS M A, PICKERING G W. Changes in the fundus oculi after haemorrhage[J]. QJM: An International Journal of Medicine, 1960, 29: 153-178.

47. RUBENSTEIN R, YANOFF M, ALBERT D. Thrombocytopenia, anemia, and retinal hemorrhage[J]. American journal of ophthalmology, 1968, 65(3): 435-439.

48. KOZAK I, LUTTRULL J. Modern retinal laser therapy[J]. Saudi journal of ophthalmology, 2015, 29(2): 137-146.

49. Early Treatment Diabetic Retinopathy Study research group. Photocoagulation for diabetic macular edema. Early Treatment Diabetic Retinopathy Study report number 1 [J]. Archives of

Ophthalmology, 1985, 103(12): 1796-1806.

50. MALTSEV D S, KULIKOV A N, BURNASHEVA M A. Selective panretinal laser photocoagulation in ischemic central retinal vein occlusion[J]. Vestnik Oftalmologii, 2020, 136(6): 147-154.

51. CALZAVARA-PINTON P, SZEIMIES R-M, ORTEL B. Photodynamic Therapy and Fluorescence Diagnosis in Dermatology[M/OL]. Elsiver, 2001.

52. KAISER P K. Verteporfin therapy of subfoveal choroidal neovascularization in age-related macular degeneration: 5-year results of two randomized clinical trials with an open-label extension: TAP report no. 8[J]. Graefe's Archive for Clinical and Experimental Ophthalmology, 2006, 244(9): 1132-1142.

53. WANG M, ZHANG X, WANG Y, et al. Predictors and outcomes of photodynamic therapy on circumscribed choroidal hemangiomas in Chinese patients[J]. Chinese Medical Journal, 2014, 127(15): 2874-2876.

54. HWANG S, KANG S W, KIM S J, et al. Photodynamic therapy for symptomatic subfoveal retinal pigment epithelial detachment in central serous chorioretinopathy: outcomes and prognostic factors[J]. Retina, 2019, 39(6): 1117-1124.

55. MILSTON R, MADIGAN M, SEBAG J. Vitreous floaters: Etiology, diagnostics, and management[J]. Survey of ophthalmology, 2016,

61(2): 211-227.

56. 黎晓新 . 玻璃体视网膜手术学 [M]. 北京：人民卫生出版社 , 2014.

57. 尹玉，谢春红，祁颖，等 . 俯卧位辅助用具在视网膜脱离手术后应用的效果观察 [J]. 中华眼外伤职业眼病杂志 , 2014, 36(8):4.

58. WAN X, LI J, LIU Q. Effectiveness of different silicone oil remove methods after vitrectomy and light silicone oil tamponade in elderly patients[J]. Annals of Palliative Medicine, 2020, 9(3): 1013-1019.

59. SHAH R, BYANJU R, PRADHAN S. Outcomes of silicone oil removal in complex retinal detachment[J]. Nepalese Journal of Ophthalmology, 2018, 10(20): 124-129.

精彩内容速览

- 拥有好的视力不一定拥有好的视觉质量
- 眼睛真有看不见的盲区？谈谈生理盲点以及与开车相关的"生命盲点"
- 眼干、眼涩与糖尿病有没有关系
- 肥胖与眼病到底有没有关系
- 不要因爱美而贫血，因贫血而影响视力
- 眼皮跳是怎么回事儿？会不会失明
- 哪些"蛛丝马迹"告诉我们可能会发生视网膜脱离
- 孩子视力不好，原来是眼里长了"牵牛花"
- 糖尿病也可以引起另一大致盲眼病——谈谈糖尿病性白内障
- 眼睛和耳朵共同发病是偶然吗
- 眼药虽好，眼药瓶虽小，可不要贪多——眼药水该怎么用

策划编辑	樊长苗
	蒋 冉
责任编辑	蒋 冉
	樊长苗
书籍设计	水长流文化
	尹 岩

人卫智网
www.ipmph.com
医学教育、学术、考试、健康，
购书智慧智能综合服务平台

人卫官网
www.pmph.com
人卫官方资讯发布平台

关注人卫眼科公众号
新书介绍 最新书目

ISBN 978-7-117-32992-

9 787117 329927

定 价：80.00 元